# STRAHLENDE HAUT

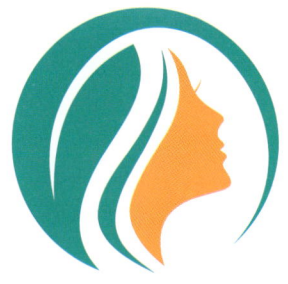

UND

# VOLLES HAAR

### Gesunde Lösungen
### von innen und außen

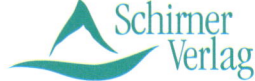

Schirner Verlag

Die Ratschläge in diesem Buch sind sorgfältig erwogen und geprüft. Sie ersetzen keine ärztliche, heilpraktische oder therapeutische Behandlung. Alle Angaben in diesem Buch erfolgen ohne Gewährleistung oder Garantie seitens des Autors oder des Verlages. Eine Haftung des Autors bzw. des Verlages und seiner Beauftragten für Personen-, Sach- und Vermögensschäden ist daher ausgeschlossen.

Aus rechtlichen Gründen hat die Autorin weitestgehend auf Produktnamen verzichtet. Bei Rückfragen oder für weitere Informationen ist unter »Bezugsquelle« ein Ansprechpartner angegeben.

**ISBN 978-3-8434-1319-0**

| | |
|---|---|
| Brigitte Sanders: | Umschlag: Murat Karaçay, Schirner, |
| Strahlende Haut | unter Verwendung von #495462076 |
| und volles Haar | (© afrilia_art) und #231295171 |
| Gesunde Lösungen | (© AnnPainter), www.shutterstock.com |
| von innen und außen | Layout: Elena Lebsack, Schirner |
| © 2017 Schirner Verlag, | Lektorat: Rudolf Garski & Katja Hiller, Schirner |
| Darmstadt | Printed by: Ren Medien GmbH, Germany |

**www.schirner.com**

1. Auflage Dezember 2017

# Inhalt

Einleitung......................................................... 7
Woher meine Passion für das Thema
»Strahlende Haut und volles Haar« stammt........................ 7
Noch ein Hinweis in eigener Sache ................................. 10

Gene und was sie bewirken .................................... 13
Genbasiertes Anti-Aging oder: Möchten Sie länger
jünger leben? ..................................................... 13
Genom, Gen und DNA............................................ 14
Freie Radikale lassen uns alt aussehen ........................... 18
ArNOX – die Anti-Aging-Entdeckung ............................ 20

Strahlende Haut in jedem Alter............................... 27
Unsere Haut – Runderneuerung im 4-Wochen-Takt............ 27
Der pH-Wert der Haut............................................ 31
Junge Gesichtshaut (bis zum 28. Lebensjahr).................. 35
Reifere Gesichtshaut (ab dem 28. Lebensjahr) ................ 45
Alterungsbremse dank innovativer Technik..................... 47
Falten ............................................................. 51
Volle Lippen in jedem Alter ..................................... 55
Die empfindliche Halspartie..................................... 58
Altersflecken, ungleichmäßiger Teint und Pickelnarben ....... 60
Tränensäcke....................................................... 64
Couperose......................................................... 66
Rosazea ........................................................... 69
Akne............................................................... 73
Pergamenthaut und Strahlenschäden im Gesicht ............... 82
Sonnenbrand...................................................... 85

Schwangerschaftsstreifen, Cellulite und Reiterhosen .......................87
Besenreiser ........................................................................................91
Schuppenflechte (Psoriasis)................................................................93
Neurodermitis.....................................................................................96
Hornhaut ............................................................................................99

## Volles und gesundes Haar ..................................... 101

Aufbau der Haare................................................................................101
Lebenszyklus eines Haares ................................................................ 104
Haarfarbe – die Mischung macht's .....................................................107
Die Kopfhaut als besondere Haarproduktionsstätte ........................ 110
Haarwurzel und Haarzwiebel .............................................................122
Haarprobleme als Frühwarnsystem
    für körperliche Veränderungen.......................................................125
Haarschaft...........................................................................................151
Bart ....................................................................................................153

## Ausklang........................................................ 158

Danksagung.........................................................................................158
Über die Autorin .................................................................................158
Bezugsquelle........................................................................................159
Bildnachweis .......................................................................................160

## Strahlende Haut und volles Haar

Beachten Sie, dass dieses Buch weder eine ärztliche Diagnose noch eine medizinische Therapie ersetzt. Wenden Sie sich im Fall einer heftigen Entgiftungsreaktion des Körpers (»Reinigungskrise« oder »Erstverschlimmerung« genannt) an einen Arzt oder Heilpraktiker. Alle Benennungen bzw. Empfehlungen von Applikationen und Anwendungen erfolgen auf Basis von über Jahre hinweg gesammelten positiven Rückmeldungen und Erfahrungsberichten meiner Patienten und beruhen nicht auf Aussagen der herstellenden Firmen, Apotheken und sonstiger Informationsquellen.

Für meine Tochter Emma, die der Welt selbstbewusst zeigt,
dass der Modebranche mehr Curvy-Models guttun

Häufig entsprechen nur ca. 3% des Kaufwertes dem Wert des eigentlichen Inhalts. Das restliche Geld fließt ins Marketing und unterschiedliche Vertriebswege.

Die Beschäftigung mit der wissenschaftlichen Seite des Anti-Agings hat mir die Augen geöffnet. Wie wichtig ist der gesunde und natürliche Selbstschutz der Haut? Wie beeinflussen unsere Gene unser Aussehen? Und warum altert der Mensch? Mit diesen Fragen ging ich auf die Suche nach Antworten und Lösungen – in meiner Praxis individuell für jeden Klienten. Für Sie, lieber Leser, liebe Leserin, habe ich meine Erkenntnisse, die auf den Rückmeldungen meiner Klienten basieren, in diesem Buch zusammengefasst. Zudem bin ich auf das faszinierende Forschungsgebiet der Ethnobotanik gestoßen. Sie werden daher auch viele Hinweise auf ethnobotanische Rezepturen finden. Diese sind ein wahrer Schatz an überliefertem Wissen. Die Wirkweisen pflanzlicher Inhaltsstoffe werden traditionell von Naturvölkern auf der ganzen Welt genutzt. Beispielsweise haben die hawaiianischen Hula-Tänzerinnen wunderbares Haar, versengen sich die Feuerläufer der Fidschi-Inseln nicht ihre Fußsohlen und nutzen die Menschen in Afrika einen natürlichen Insektenschutz, der gleichzeitig die Haut ausgesprochen gut nährt und vor dem Austrocknen schützt. Viele der wertvollen Produkte, die ich Ihnen in diesem Buch als Lösung für Probleme rund um Haut und Haare vorschlage, beruhen auf diesen überlieferten und zum Glück noch nicht verloren gegangenen Naturrezepten. Generell habe ich auf Do-it-yourself-Rezepturen verzichtet und mich voll und ganz auf Lösungen aus der modernen Genforschung und der noch nicht so bekannten Forschung auf dem Feld der Ethnobotanik konzentriert.

## Gut zu wissen

Wenn Sie erfahren möchten, wie Sie Ihre Gesundheit von Grund auf stärken können, lege ich Ihnen mein Buch »Hausputz für den Körper« (erschienen im Schirner Verlag) ans Herz. Darin sind ausgewählte Reinigungs- und Entgiftungstechniken (z. B. für den Darm) so beschrieben, dass sich diese sicher und leicht zu Hause durchführen lassen.

Aus rechtlichen Gründen habe ich in diesem Buch bei der Vorstellung der Problemlösungen für Haut und Haare weitestgehend auf Produktnamen verzichtet. Wenden Sie sich bei Rückfragen oder für weitere Informationen an den unter »Bezugsquelle« angegebenen Ansprechpartner.

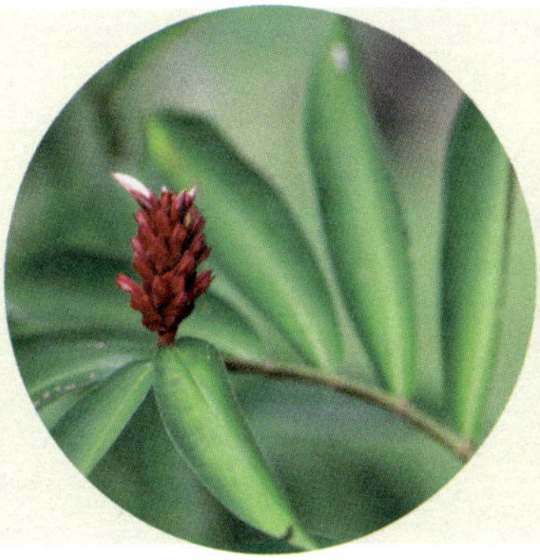

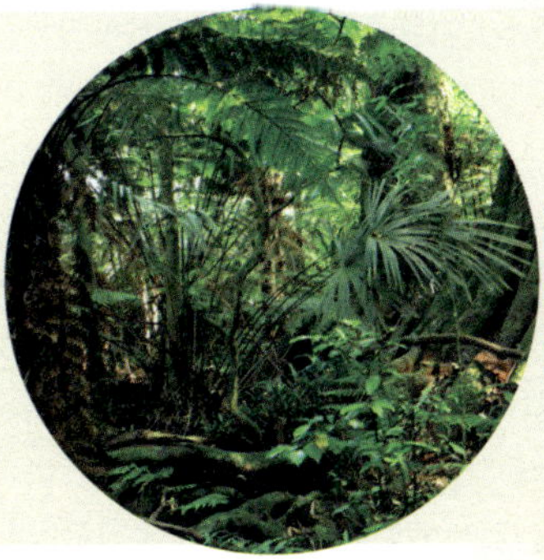

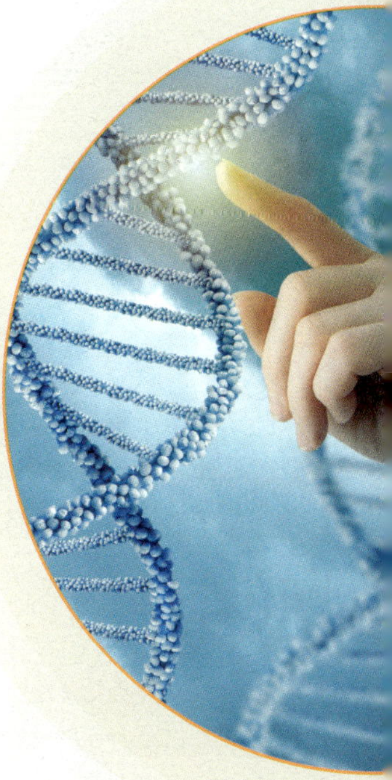

## Noch ein Hinweis in eigener Sache

Liebe Leserin, lieber Leser,

ursprünglich wollte ich in diesem Buch ganz anders anfangen, aber das Thema Genforschung, insbesondere die Auswirkungen unserer Herkunft auf Gesundheit und Zukunft, ist so spannend, dass ich dieses an den Anfang gesetzt habe.

Meinen letzten Geburtstag verbrachte ich bei meiner Tochter Emma in New York. Neben Kuchen und Kerze lag ein kleines Geschenk – es war ein Gentest. Ein einfacher Speicheltest, der mir Auskunft über meine Wurzeln und Aspekte meiner Zukunft geben würde: Wie setzen sich meine Gene zusammen? Hat mein Genpool vielleicht eine besondere Beziehung zu bestimmten Gegenden dieser Erde? Meine Familie ist schon immer viel gereist, aber wie international ist sie wirklich? Zu meiner eigenen Beruhigung und gegen eine extra Unterschrift konnte ich auch eine Aussage über die Wahrscheinlichkeit grausiger Krankheiten erhalten. Zum Glück ist alles zurzeit in Ordnung, aber wird es so bleiben?

Den Alterungsprozess von der Genebene, also von der Wurzel, her zu verstehen und nicht nur zu versuchen, Symptome und Auswirkungen des Alterungsprozesses zu bekämpfen, ist ein völlig neuer Zweig der Anti-Aging-Forschung. In diesem Buch werden Sie erfahren, dass zwar unsere Gene lebenslang unverändert bleiben, sich aber ihre Expressionen (das sind die Befehle, die im Körper mittels Botenstoffen versendet werden) im Laufe des Lebens verändern können bzw. werden. Die Auswirkungen dieser Veränderungen entscheiden zwischen möglicherweise frühzeitigem Siechtum oder Fitness bis ins hohe Alter, entscheiden über die Entstehung von Falten oder das Ergrauen der Haare. Dieser Epigenetik genannte Forschungszweig zeigt auch Möglichkeiten des Anti-Aging auf: Jugendliche Gesundheit und Vitalität lassen sich durch jugendliche Genexpressionen bewahren.

Ich wünsche Ihnen viel Erfolg beim Ausprobieren bzw. bei der konsequenten Umsetzung!

Ihre Brigitte Sanders

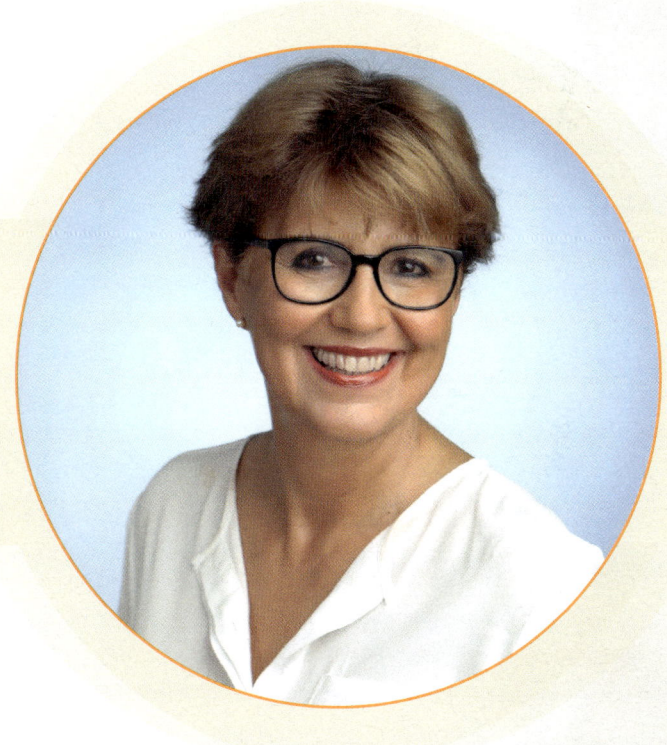

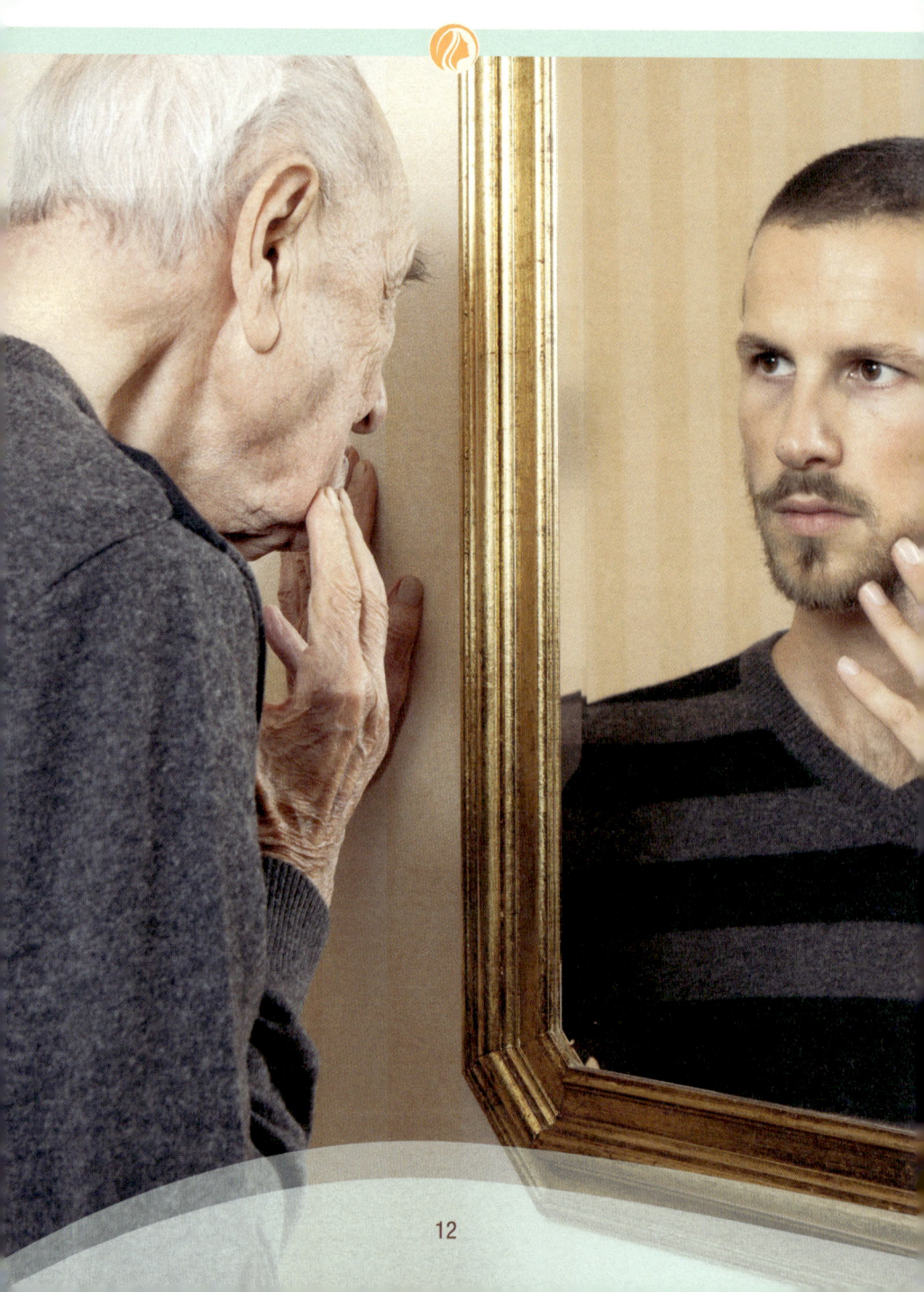

# Gene und was sie bewirken

## Genbasiertes Anti-Aging oder: Möchten Sie länger jünger leben?

Spieglein, Spieglein an der Wand:
Wo ist meine glatte Haut?
Wo sind meine vollen Haare?
Wer bin ich geworden?

Fit bis ins hohe Alter oder ausgedehntes Siechtum, das bestimmen unsere Gene, wir können es nicht beeinflussen – das weiß doch jeder, oder? Zum Glück leben wir im 21. Jahrhundert, und der Genforschung ist schließlich nach jahrelangen Vorarbeiten 2003 ein wirklich großer Coup geglückt: die Entschlüsselung des menschlichen Genoms. Dieses weltweit bahnbrechende Forschungsergebnis ist auch der Schlüssel zur modernen genbasierten Anti-Aging-Forschung. Schluss mit Binsenweisheiten! Die Erforschung des gesunden Alterns sowie einer plausiblen und wirksamen Alterungsbremse auf der Ebene der Gene wird in der Wissenschaft immer weiter vorangetrieben. Einen großen Denkanstoß gab die Tatsache, dass eineiige Zwillinge als Kinder und Jugendliche kaum auseinanderzuhalten sind, im hohen Alter jedoch sehr unterschiedlich aussehen können. Dies fällt in den Forschungsbereich der Epigenetik, deren Ergebnisse auch die Anti-Aging-Welt revolutionieren.

Letztlich ist das Altern das Ergebnis der Kombination aus Einflüssen unserer Biologie und unserer Umwelt.

## Genom, Gen und DNA

Derzeit bevölkern etwa 7,5 Milliarden Menschen unsere Erde, und jeder Mensch besteht aus ca. 100 Billionen Zellen. Und jede Zelle enthält einen identischen Bauplan, das Genom. Aber woher wissen all diese Zellen, was ihre Aufgabe ist? Wie koordinieren sie ihre Zusammenarbeit und wie ihre Spezialisierung? Das Gehirn denkt, die Muskeln bewegen uns, die Leber entgiftet, die Knochen wachsen, die Haut hält alles zusammen, das Haar wird irgendwann grau … diesen Bauplan verdanken wir unserer individuellen DNA. Die DNA, die materielle Grundlage unserer Erbanlagen, enthält unsere Gene und ist in einer Doppelhelix aufgerollt.

**Der nur wenige Mikrometer große Zellkern enthält rund zwei Meter DNA.**

Ein Genom ist wie eine Karte, auf der alle Gene innerhalb eines DNA-Strangs aneinandergereiht sind. Stellen Sie es sich wie eine Gebrauchsanweisung innerhalb jeder Zelle vor. Wenn eine Zelle eine bestimmte Funktion ausführen möchte, z. B. Reparatur oder Teilung, schlägt sie nur das hierfür verantwortliche Kapitel (Gengruppen oder Gen-Cluster) auf, und ihr werden entsprechende Chemikalien/Enzyme zur Verfügung gestellt. Die wichtigste Eigenschaft, über die jedes Gen-Cluster verfügt, ist, sich an- oder abschalten zu können. Wäre das nicht möglich, gäbe es ein desaströses Durcheinander in den Zellfunktionen.

**Auf 20 000 bis 25 000 Gene kann eine menschliche Zelle zugreifen – doch den Großteil schaltet sie ab.**

Eine Muskelzelle benutzt daher nur die Gene, die für ihre Arbeit wichtig sind, eine Hautzelle wiederum einen ganz anderen Satz an Genen. Das Gleiche gilt für die Zellen von Herz, Niere, Hirn und allen anderen Organen. Auf diese Weise sind alle 25 000 menschlichen Gene ständig im Gebrauch – aber niemals zur gleichen Zeit in einer einzelnen Zelle. Diese Schaltfunktion, auch Genexpression genannt, ist die Basis der genbasierten Anti-Aging-Forschung.

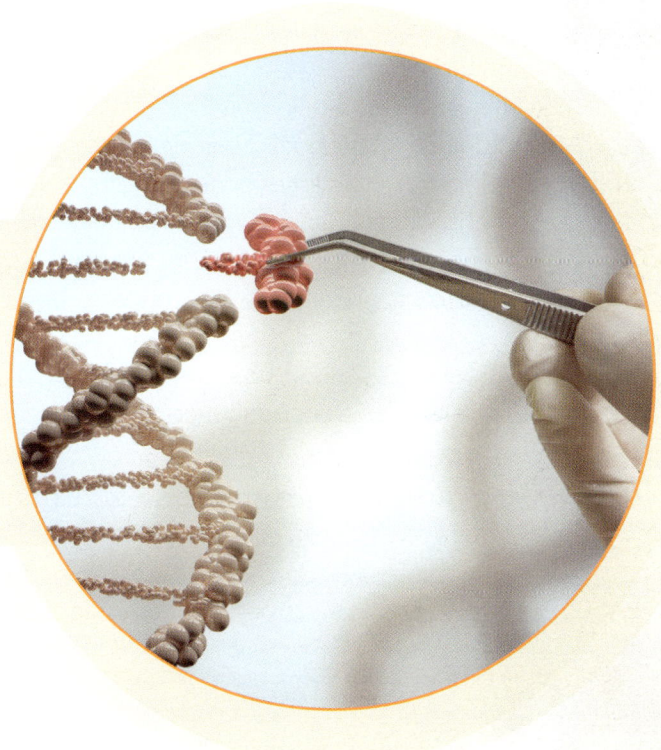

Genexpression wird der Vorgang genannt, bei dem die genetische Information umgesetzt und für die Zelle nutzbar gemacht wird – quasi eine Arbeitsanleitung. Doch kommen wir noch einmal zum Beispiel der eineiigen Zwillinge zurück. Wenn ihre Gene komplett identisch sind, warum können sich das Aussehen und der Gesundheitszustand der Geschwister über die Jahre so verändern, dass sie zu zwei sehr unterschiedlichen Menschen – mit nun unterschiedlich agierenden Genexpressionen – werden können? Die Ursache der Veränderungen liegt in den Entscheidungen, die jeder Mensch in seinem Leben trifft bzw. getroffen hat. Je gesünder wir leben, desto weniger Schäden erfährt unsere DNA durch freie Radikale, die durch äußere Einflüsse in unserem Körper entstehen können. Es ist eine Tatsache, dass durch chemische Stoffe wie Geschmacksverstärker und Konservierungsstoffe, Füllstoffe in Kosmetika, UV- und Röntgen-Strahlung, Schwermetalle wie Aluminium, Blei, Arsen oder Quecksilber, z. B. als Impfbeimischung, und auch Stress DNA-Schäden verursacht werden. Dann werden die Befehle, mit denen unsere Gene zur Aktion aufrufen, inkorrekt codiert. Die Folgen sind ein vorschneller körperlicher Verfall oder auch das Entstehen von chronischen Krankheiten.

Wie schon erwähnt, enthält jede Zelle identisches Erbgut, d. h., der komplette Satz der DNA eines Lebewesens befindet sich in jeder einzelnen

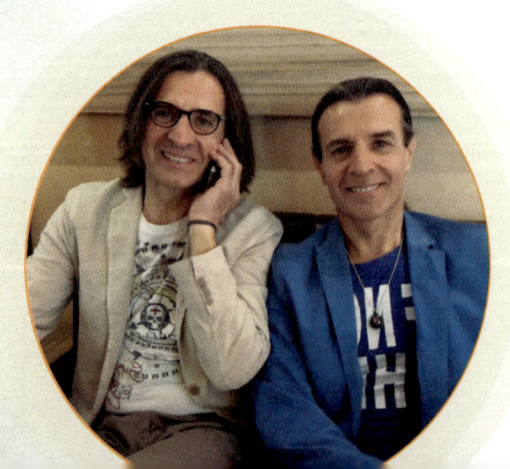

Körperzelle. Aber die DNA ist nicht unveränderlich: Ständig werden kleine Moleküle an das Erbgut angehängt und wieder entfernt. Proteine falten den DNA-Strang zusammen oder entwirren ihn wieder. All diese Mechanismen schaffen eine neue Informationsebene auf dem Genom – das Epigenom.

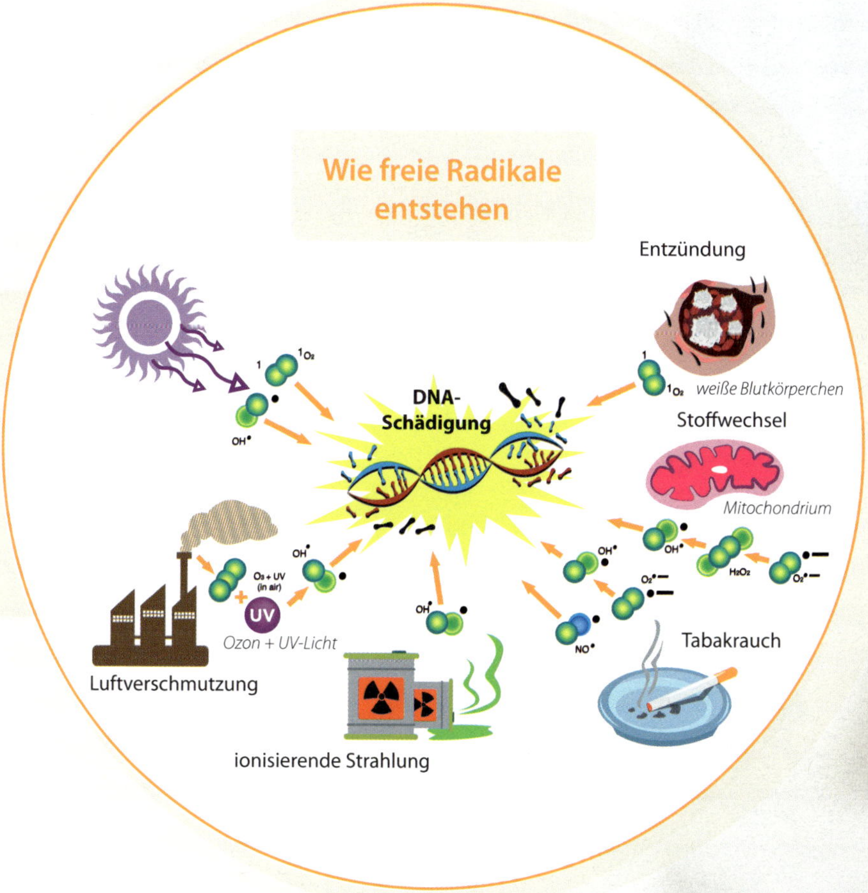

Wie freie Radikale entstehen
Entzündung
DNA-Schädigung
weiße Blutkörperchen
Stoffwechsel
Mitochondrium
OH•
$H_2O_2$
$O_2$•−
NO•
UV
Ozon + UV-Licht
Tabakrauch
Luftverschmutzung
ionisierende Strahlung

## Freie Radikale lassen uns alt aussehen

In unserem Körper gibt es keine zentrale Batterie, die uns die Energie zum Laufen, Denken und Entgiften zur Verfügung stellt. Jede einzelne Zelle, egal, ob Muskel-, Hirn- oder Leberzelle, ist mit Mitochondrien ausgestattet – das sind die Kraftwerke, in denen Energie erzeugt wird. Hierfür stellt unser Blut Sauerstoff plus Nährstoffe zur Verfügung sowie ein Müllentsorgungssystem. In jeder Zelle sind 1500 bis 5000 dieser Zellkraftwerke tätig, und den Müll, der bei der Energiegewinnung entsteht, bezeichnet man als freie Radikale. Ein Teil davon ist sogar nützlich und erwünscht, ihn braucht der Körper zur gezielten Abwehr von Krankheitserregern, z. B. Viren und Bakterien. Der Rest muss aber schlichtweg, und zwar schnellstmöglich, entsorgt werden, bevor eine Kettenreaktion im Körper Schäden anrichtet. Freie Radikale sind hochreaktive Sauerstoffverbindungen, deren Atome oder Moleküle auf der äußersten Schale der Hülle ein freies Elektron aufweisen. Sie entstehen in unserem Körper durch fast alle Stoffwechselvorgänge, die mit Sauerstoff zu tun haben. Bei der

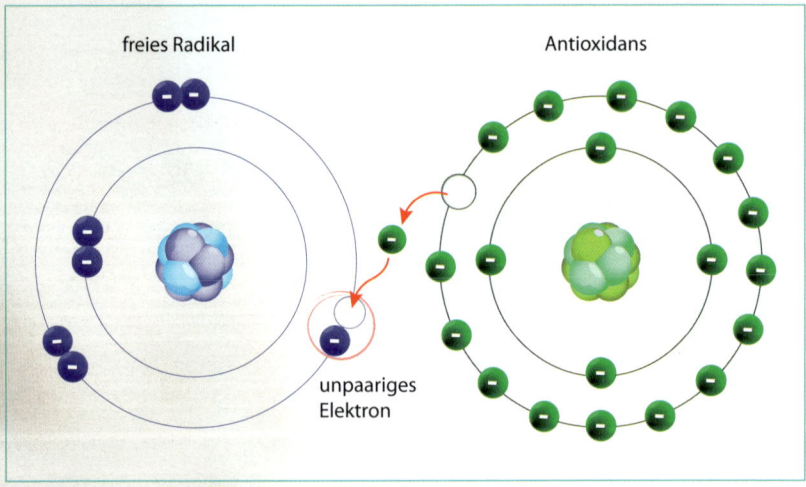

Energieerzeugung in den Mitochondrien werden Molekülen Elektronen entrissen. Auf diese Weise bleiben Moleküle übrig, deren Elektronenpaare unvollständig, unpaarig, sind. Diese freien Radikale sind auf der Suche nach passenden Elektronen und gehen dabei sehr rücksichtslos und vor allem äußerst schnell vor. Wenn bei der mitochondrialen Energiegewinnung freie Radikale entstehen, dauert es rekordverdächtige $10^{-11}$ Sekunden (0,00000000001 Sekunden), bis sie ein beliebiges Opfer attackieren. Aggressiv entreißen sie dem nächstbesten Molekül, z. B. Moleküle der DNA oder Hautzellen, das von ihnen benötigte Elektron. Dieser Elektronenraub wird auch Oxidation genannt. Dem bestohlenen Molekül fehlt nun seinerseits ein Elektron. Auf diese Weise wird es nun selbst zum freien Radikal und begibt sich auf die Suche nach Elektronen. Bei diesem Dominoeffekt können hohe Konzentrationen von freien Radikalen zahllose Kettenreaktionen im Körper auslösen, was letztlich zu einem hohen Maß an oxidativem Stress und zu massiven Schäden im Körper führen kann. Durch eine möglichst strikte Vermeidung von chemischen Zusatzstoffen im Essen und auch eine ausreichende Versorgung mit Antioxidantien, den Radikalfängern, können wir dem vorbeugen.

### Antioxidantien sind die Schutzengel unserer Körperzellen

In unserem Körper laufen ständig oxidative Prozesse ab, z. B. infolge von Stress, durch Sonnenbaden oder Zigarettenrauch und auch einfach beim Atmen. Bei der Oxidation entstehen freie Radikale. Unser Körper kann eine gewisse Menge dieser aggressiven Verbindungen abfangen und somit mögliche Zellschäden verhindern. Wenn jedoch freie Radikale im Übermaß entstehen, können sie uns schaden. Antioxidantien helfen uns, mit freien Radikalen fertig zu werden, auch weil sie Oxidationsvorgängen entgegenwirken, und sorgen so wieder für ein natürliches Gleichgewicht im Körper.

Wer beispielweise raucht, sollte sich darüber im Klaren sein, dass pro Zug ca. 1000 Billionen freie Radikale im Körper freigesetzt werden. Neben der Beschädigung der DNA ist die Zerstörung von Rezeptoren an der Zelloberfläche eine weitere unumkehrbare Auswirkung von freien Radikalen im Körper. Diese Rezeptoren sind bestimmte Proteine, an die sich – nach dem Schlüssel-Schloss-Prinzip – passende Hormone, Enzyme oder andere Stoffe anlagern und dadurch ein spezifisches Signal an die Zelle übermitteln. Es gibt z. B. Rezeptoren für das Hormon Insulin. Wenn sich Insulin an diese Rezeptoren bindet, erhält die Zelle das Signal zur Aufnahme von Glucose. Das Schlüssel-Schloss-Prinzip funktioniert wie eine Art Code, der sicherstellt, dass sich nur bestimmte Substanzen an die entsprechenden Rezeptoren binden können und auch nur »autorisierte« Stoffe in die Zellen transportiert werden. Anderen Substanzen, z. B. Toxine, die keinen »Schlüssel« besitzen, bleibt der Zutritt in die Zellen verwehrt. Freie Radikale können also diese Rezeptoren zerstören und somit die für das Funktionieren des Körpers wichtige Signalübermittlung verhindern. Sind beispielsweise die Rezeptoren für Insulin zerstört, erhält die betreffende Zelle keine Glucose (ihr Brennstoff) mehr und stirbt ab.

## ArNOX – die Anti-Aging-Entdeckung

2008 haben auf Altersforschung spezialisierte Wissenschaftler eine revolutionäre Entdeckung gemacht: ArNOX (altersabhängige NADH-Oxidase). Dieser genexpressionsgesteuerte Alterungsturbo ist der Schlüssel zur modernen Anti-Aging-Forschung. Den Wissenschaftlern ist es nachweislich geglückt, die Aktivität des Enzyms einzuschränken und die Zeit auf jugendliche Vitalität zurückzudrehen. ArNOX ist ein innerer Generator, der freie Radikale erzeugt. Er sitzt auf der Zellmembran unserer Hautzellen, wurde aber auch im Blut und im Speichel gefunden. Um das 28. Lebensjahr herum wird ArNOX aktiv, und seine Aktivität steigt im

Alter zunehmend an. Wann genau die Aktivität von ArNOX einsetzt, ist sehr individuell. Doch was genau tut das ArNOX-Enzym?

Durch ArNOX wird die Produktion von freien Superoxidradikalen ausgelöst. Diese wiederum sind nicht nur für die Zerstörung der umliegenden Zellen verantwortlich, sondern auch für die der umliegenden Kollagen- und Elastanfasern. Kurz gesagt: Die Haut verliert ihre Elastizität, und Falten entstehen. Diese Schädigungen sind also nicht auf eine Erhöhung der Anzahl an freien Radikalen durch Umweltfaktoren zurückzuführen, z. B. UV-Strahlung. Es sind unsere Gene, die diese radikalen Schädigungen veranlassen. Es trifft also jeden unvermeidbar irgendwann. Je höher die ArNOX-Konzentration im Körper ist, desto älter sehen wir zum einen aus, zum anderen altern wir auch tatsächlich schneller. Diese Brutstätten von freien Radikalen arbeiten vollkommen unabhängig von den üblichen Umweltfaktoren. Eigentlich sollen ArNOX-Enzyme unsere im Alter schwächelnden Mitochondrien in ihrer Energieproduktion unterstützen – dass dies Alterungssymptome entfacht, nimmt der Körper offenbar in Kauf. Ob wir körperlich auf- oder abbauen, hängt von den Befehlen (Gen-Cluster-Expressionen) ab, die unsere Gene per Enzym zu den ausführenden Zellen schicken: Werde alt, gebrechlich und faltig! Oder eben: Agiere frisch und vital! Die ersten sichtbaren Zeichen der Hautalterung, die sich ab dem 28. Lebensjahr zeigen, sind Fältchen und Falten. Sie entstehen durch den Verlust von Kollagen, den Strukturfasern, und Elastan, den Elastizitätsfasern, in unserer Haut. Der nicht immer einfach zu erkennende Volumenverlust wird auch als schlaffe Haut oder schlaffe Gesichtskonturen wahrgenommen. Der Verlust an Hautelastizität und das Auftauchen von tiefen Falten treten bei jedem Menschen unterschiedlich früh ein – generell aber im Alter zwischen 28 und 35 Jahren. Mit den Jahren verliert die Haut zudem die Fähigkeit, Feuchtigkeit zu binden. Sie trocknet aus und verliert den typischen Glanz und die Ausstrahlung jugendlicher Haut.

Mithilfe dieses Buches haben Sie nun die Möglichkeit,
selbst darüber zu entscheiden, wie Sie Ihr Alter erleben und
wie Sie einst aussehen möchten.

## WAS VERURSACHT HAUTALTERUNG?

Es gibt drei Arten der Alterung, die die Gesundheit und die Funktionalität der Haut verschlechtern:

> Biologische Alterung: Sie ist die Folge von natürlichen Veränderungen im Körper, die
meist genetisch festgelegt sind. Im Laufe der Zeit verändert sich unsere DNA (siehe S. 16,
»Zwillingsforschung«) dahin gehend, dass unsere Gene nicht mehr nur die »jugendlichen
Befehle« an unsere Zellen senden, sondern auch den Unterton »Altere, werde gebrech-
licher«. Diese Befehlsstruktur wieder zurückzuändern, also eine Art Reparatur der DNA
vorzunehmen, ist das Anliegen der epigenetischen Forschung. Sie sucht nach den An/
Aus-Schaltern für das Alterungsprogramm unserer Zellen. Bei einem grauen Haar z. B.
wurde der Schalter für die Farbpigmentproduktion auf »Aus« umgelegt.

> Mechanische Alterung: Falten sind die Folge von sich stetig wiederholenden Bewegun-
gen. Die bekanntesten Falten sind wohl die Zornesfalten zwischen den Augenbrauen,
die Lachfältchen seitlich unserer Augen und die Marionettenfalten in der Verlängerung
der Mundwinkel.

> Umweltbedingte Alterung: Sie ist die Folge der Schädigungen im Körper, die durch
freie Radikale infolge von Sonnenstrahlung, Schadstoffen und Umweltgiften entstehen.
Freie Radikale schädigen Hautlipide, Proteine und die DNA. Eine Verzögerung dieser
Form der Alterung ist mit gesunder, an Antioxidantien reicher »bunter Nahrung« (Obst
und Gemüse), mit Nahrungsergänzungsmitteln sowie dem äußerlichen Auftragen von
Nährstoffen möglich.

## Biologisches versus kalendarisches Alter

Während unsere biologische Uhr tickt, verliert unsere Haut zunehmend an Struktur und Elastizität. Altersbedingte Super-Marker bestimmen, wie und in welcher Geschwindigkeit wir altern. Das ArNOX-Enzym ist ein körpereigener Erzeuger von freien Radikalen, dessen Aktivität von unseren Genen gesteuert wird. Die Bildung dieser Art von freien Radikalen zu hemmen, ermöglicht es, die sichtbaren Zeichen des Alterns an der Quelle zu stoppen.

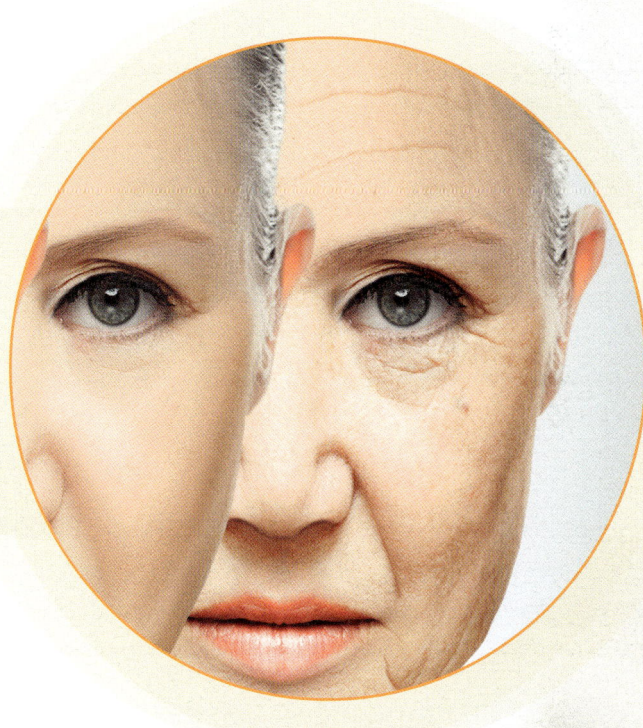

## DIE ACHT ZEICHEN DER HAUTALTERUNG

### Hautstruktur

#### Feine Linien und Falten:

ArNOX und UV-Schäden sorgen im Gesicht für regelrechte Faltengebirge. Kollagen- und Elastan-zerstörung nimmt der Haut die ursprüngliche, jugendliche Elastizität und Spannkraft.

#### Hautebenmäßigkeit:

Akne und ausgedrückte Pickel hinterlassen oft Narben.

### Pigmentflecken

#### Verfärbungen:

Ein veränderter Hormonhaushalt kann Hyperpigmentierungen und Altersflecken hervorrufen. Auslöser sind immer Zellschädigungen durch Umweltbelastungen, z. B. bei Couperose. Verfärbungen sind ein Hinweis auf Schlacken im Bindegewebe und im zwischenzellulären Raum, »Pischinger Raum« genannt. Feinste Blutgefäße wandern an die Oberfläche, die Fließgeschwindigkeit des Bluts ist lokal enorm vermindert, Eisen tritt aus zerstörten Blutkörperchen aus und lagert sich in die Haut ein.

#### Ungleichmäßiger Hautton:

Eine bläuliche Haut weist auf eine Durchblutungsstörung hin, ein Grauschleier auf der Haut hingegen auf eine Unterernährung von außen wie von innen. Ein Sauerstoffmangel führt zu schlaffem Gewebe oder kann einer Zellentartung den Weg bereiten. Pigmentflecken sind genetisch veränderte Zellgemeinschaften, deren DNA-Schäden verschiedene Grade aufzeigen.

### Feuchtigkeitsgehalt

#### Feuchtigkeitsspeicherung:

Mit zunehmendem Alter nimmt die Produktion an Östrogen ab und dadurch auch die Bildung des Feuchtigkeitsspeichers Hyaluron.

## Zellerneuerung

### Struktur und Glätte:

Kollagen- und Elastanfasern geben unserer Haut Struktur und Elastizität. ArNOX und auch UV-Strahlung verändert die DNA in den hautbildenden Zellen, sodass deren Gerüst brüchig wird.

### Porengröße:

Die Porengröße ist abhängig von der Talgproduktion und den Verunreinigungen der Haut.

### Strahlender Teint:

Ein strahlender Teint ist immer ein Zeichen einer korrekt gereinigten und wohlgenährten Haut.

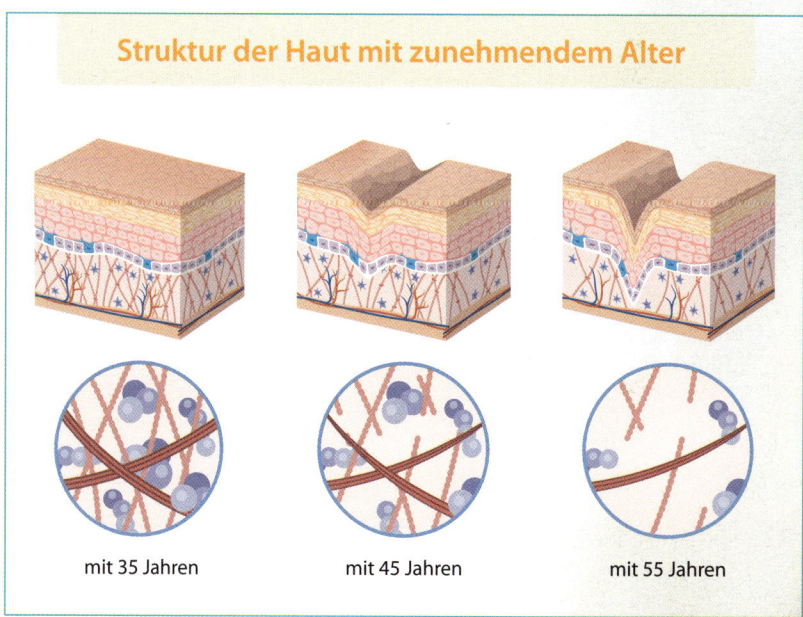

### Struktur der Haut mit zunehmendem Alter

mit 35 Jahren    mit 45 Jahren    mit 55 Jahren

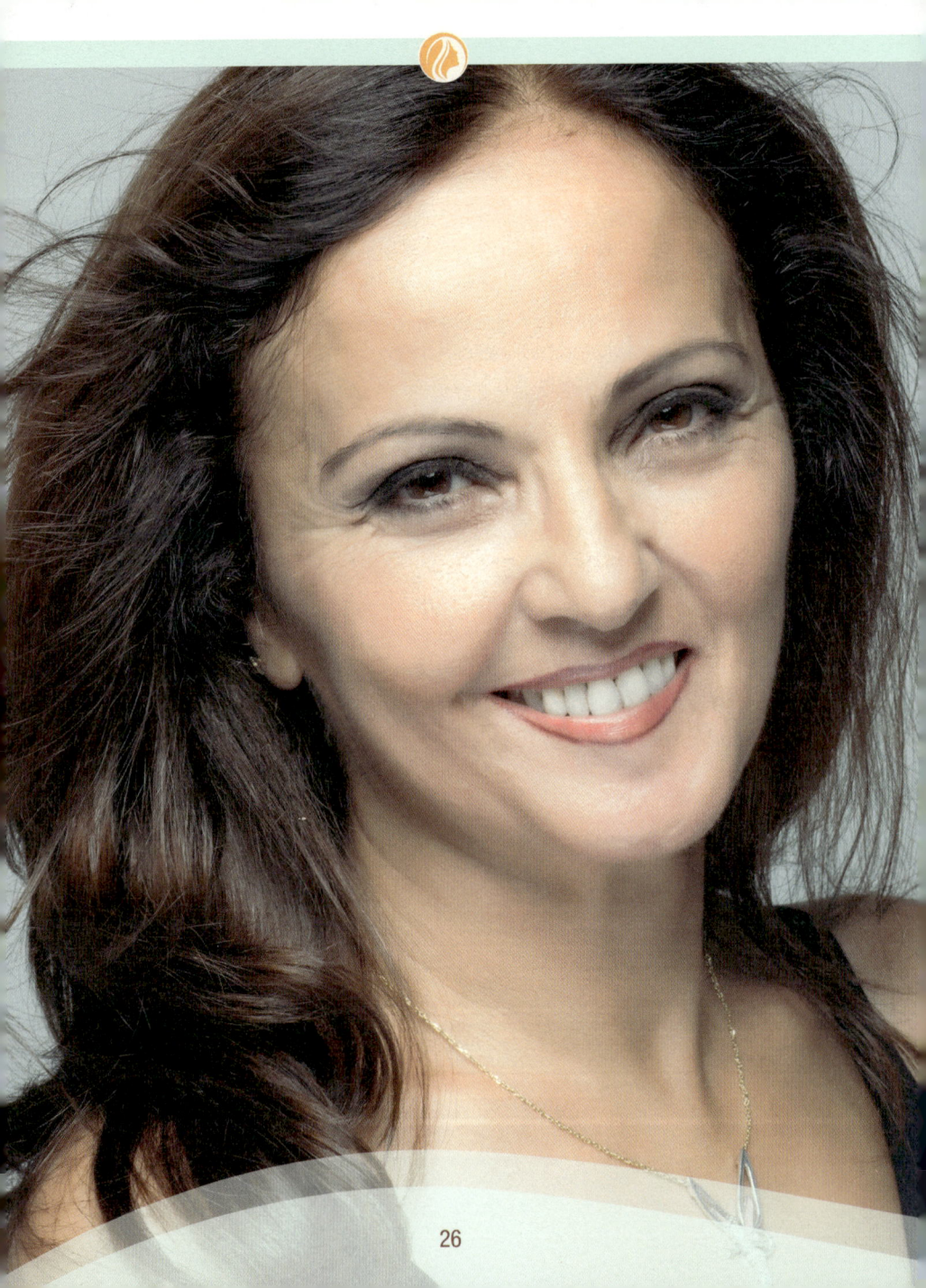

# Strahlende Haut in jedem Alter

Wohlgenährte Haut, die von außen wie von innen mit allen Nährstoffen versorgt ist, gilt als neutrale Haut. Sie strahlt und ist weder fettig, noch trocken oder fahl und auch keine Mischhaut. Um eine Problemhaut wieder in eine neutrale Haut zu verwandeln, sollten bestimmte Richtlinien berücksichtigt werden: Erstens muss der pH-Wert der Haut stimmen, und zweitens muss die Haut gut ernährt werden, sodass die Hautschichten gesünder nachwachsen. Ich verzichte bewusst auf selbst angerührte Cremes und Seifenrezepturen, denn dieses Thema überlasse ich lieber den Profis, die die Auswirkungen der Anwendungen auch wissenschaftlich überprüft haben. Mein Anliegen ist es, Ihnen die biologischen Regenwaldrezepturen, die von Ethnobotanikern erforscht sind und in Kosmetika verwandelt wurden, als Bereicherung Ihrer täglichen Anti-Aging-Pflege bekannt zu machen. Stoppen Sie die Zeichen der Zeit auf natürlichem Weg, und verüben Sie keine Verzweiflungstaten wie Botox-Injektionen oder Faltenunterspritzungen. Botox ist ein Nervengift, das gehirngängig ist, das heißt, es kann die Blut-Hirn-Schranke überwinden. Künstliche Faltenfüller lassen das Gesicht oft unnatürlich aussehen.

## Unsere Haut – Runderneuerung im 4-Wochen-Takt

Während sich die meisten Körperzellen nach abgeschlossener Entwicklung nicht mehr teilen, besitzen die Zellen der Haut ihre Fähigkeit zur Teilung ein Leben lang. Der Prozess der Hauterneuerung dauert durchschnittlich 28 Tage, also einen Mondzyklus. Dadurch, dass sich kontinuierlich neue Haut in den Basalzellen bildet, werden die darüberliegenden Zellen immer weiter nach oben geschoben, wo sie langsam austrocknen, verhornen und die oberste Hornschicht der Haut bilden.

Aus den wasserreichen Basalzellen werden im Verlauf ihres »Lebens« also trockene abgestorbene Hautschuppen. Pro Tag verlieren wir ca. 40 000 Hautschuppen, die zusammen etwa 10 g wiegen. Auf unser gesamtes Leben gerechnet, rieseln also etwa 300 kg abgestorbene Hautzellen von uns herab, und wir erneuern unsere komplette Haut ca. 800 Mal. Mit zunehmendem Alter verlangsamt sich jedoch dieser Prozess, und die Haut enthält insgesamt immer weniger Feuchtigkeit.

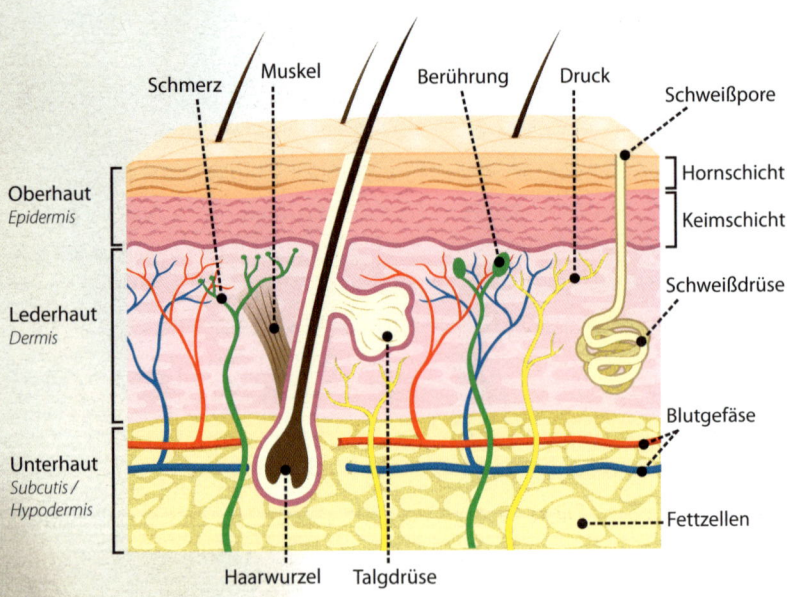

## Die Subcutis (Unterhaut)

Die Subcutis ist eine stark dehnbare Schicht aus Bindegewebe. In der Unterhaut liegen Blut- und Lymphgefäße, Schweißdrüsen, die ersten Haarwurzeln und ein dichtes Nervennetz, dessen Enden alle Hautschichten durchziehen und Sinneswahrnehmungen wie Druck, Wärme, Kälte und andere Reize aufnehmen und übermitteln. Die zum Teil umfangreichen Fetteinlagerungen, das Unterhautfettgewebe, übernehmen die Aufpolsterung der Haut. Die Subcutis dient als Energiereserve, Wärmepolster und Nahrungsspeicher. Sie schützt unsere Knochen, Muskulatur und Organe vor Druck, Stoß und Wärmeverlust.

## Die Dermis (Lederhaut)

Die unter der Oberhaut, der Epidermis, liegende Lederhaut besteht aus netzartig verzweigten und verfilzten Kollagen- und Elastanfasern. Diese Struktur macht die Haut sehr elastisch und zugleich reißfest. Neben Blutgefäßen und Lymphbahnen, Haarwurzeln und Drüsen liegen auch zahlreiche bewegliche Immunzellen in dieser Hautschicht. Sobald unsere Haut verletzt ist, werden sie aktiv und bekämpfen Krankheitserreger, damit diese nicht in die Haut eindringen. Außerdem sitzen hier die sogenannten Tastrezeptoren, spezialisierte Fühler. Sie messen ständig Berührung, Druck, Vibration, Temperatur und Dehnung und leiten diese Informationen an unser Gehirn weiter.

## Die Epidermis (Oberhaut)

Dass unser Körper wasserdicht ist, verdanken wir der sogenannten Rein'schen Barriere. Diese aus Hornschichtlipiden bestehende Hautschicht verhindert außerdem die Verdunstung der Hautfeuchtigkeit und das Eindringen von Schadstoffen. Die Gesundheit unserer Haut hängt im Wesentlichen von dieser schmalen Zone der Epidermis ab. In der obersten Hautschicht befinden sich unter anderem Melaninzellen, die den Farbstoff Melanin bilden, der unsere Haut vor UV-Strahlen und Sonnenbrand schützt und ihr die sommerliche Bräune verleiht. An der äußersten Schicht angekommen, sterben die verhornten Zellen langsam ab. Sie rücken dicht aneinander und bilden einen Schild. Schnell nachwachsende Hautzellen drücken nach oben, und die abgestorbenen Hornzellen fallen als Hautschuppen ab.

## Unterschiede in den drei Hautschichten

| Weibliche Haut | Männliche Haut |
| --- | --- |
| dünnere Hornschicht | ca. 20 % dickere Hornschicht |
| Lederhaut produziert ein weicheres Bindegewebe | Lederhaut enthält wesentlich mehr Fasern, dadurch eine bessere Wasserbindungsfähigkeit |
| ausgeprägter Unterhautfettspeicher | dünnerer Unterhautfettspeicher |
| senkrecht verlaufende Bindegewebsstrangkammern für Fettdepots | waagerecht verlaufende Bindegewebsstrangkammern für Fettdepots |

## Leistenhaut und Felderhaut

Aufgrund der unterschiedlichen Oberflächenstruktur wird die Haut in zwei Typen unterschieden: die Leistenhaut und die Felderhaut. Die Leistenhaut befindet sich an den Handflächen, Fingerinnenseiten und Fußsohlen. Sie ist durch feine, parallel verlaufende Furchen gekennzeichnet. Aus dieser Haut wachsen keine Haare, aber sie enthält Schweißdrüsen, über die Flüssigkeit abgegeben wird. Die Felderhaut bedeckt den Rest unseres Körpers. Ihre Furchen verlaufen dreieckig, rhombisch und polygonal. Aus ihnen wachsen Haare, und an den erhabenen Flächen treten Schweißdrüsen aus.

## Der pH-Wert der Haut

Unsere Haut hat die natürliche Eigenschaft, uns vor Verunreinigungen und Angriffen aus der Außenwelt zu schützen. Neben der Hornschicht bildet sie dazu aus Talg, Aminosäuren und Schweiß einen leicht sauren Film, dessen Dichte eine wesentliche Voraussetzung für eine gesunde und widerstandsfähige Haut ist. Wenn der Säureschutzmantel einen ph-Wert von ca. 5,5 aufweist, wird unsere Haut effektiv nach innen und außen geschützt. Ist der Säureschutzmantel aber zu stark ins basische oder saure Milieu verschoben, fördert dies zahlreiche Hautkrankheiten, z. B. Pilzbefall und Ekzeme. Eine Zerstörung dieses wertvollen Säureschutzmantels kann durch Umwelteinflüsse, UV-Strahlung oder einen Mangel an Antioxidantien hervorgerufen werden. Am häufigsten übernehmen dies allerdings die sogenannten Pflege- und Reinigungsprodukte. Die meisten Seifen und Shampoos sind eher basisch, wodurch die Haut austrocknet und mit Pickeln, Schuppen, Juckreiz oder Fältchenbildung reagiert. Auch Bakterien finden einen idealen Nährboden. Wird die Haut dann noch mit mineralölhaltigen Cremes gepflegt bzw. darunter versteckt, verstopft dies die Poren gründlich. Die Grundlage für eine schlechte Haut ist gelegt. Auch ein starker Säuregehalt verschiebt den pH-Wert, sodass die Haut leidet.

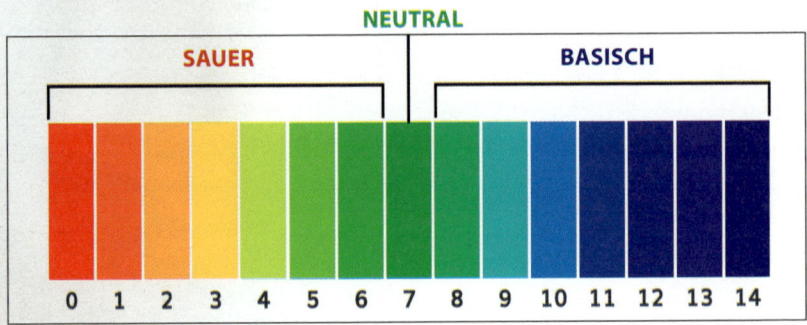

Auf einer Skala von 1 bis 14, wobei 1 den ganz sauren und 14 den ganz basischen Bereich markiert, liegt die neutrale Mitte bei 7. Bei natürlich vorkommendem Wasser sind regional pH-Werte von 5,5 bis zu 8,5 üblich.
Sodium Laureth Sulfate ist ein Fettlöser und Schaumbildner, der in sehr vielen Hautreinigungsmitteln und Shampoos enthalten ist. Er ist äußerst günstig zu produzieren. Allerdings hat diese Zutat einen pH-Wert von 10 (!), wirkt stark austrocknend auf die Haut und zerstört ihren natürlichen Schutz.

**Tipp:** Die meisten Duschgels lassen die Haut zwar exotisch duften, trocknen sie aber so sehr aus, dass sie anschließend unangenehm spannt! Ein Duschgel sollte die Haut reinigen und schützen, und da haben Jungen und Mädchen sowie Männer und Frauen unterschiedliche Ansprüche.

▶ Calendula (Ringelblume) aus dem heimischen Garten und Hibiskusblüten aus den Tropen bieten die optimale Grundlage für ein pflegendes Babybad. Perfekt von Ethnobotanikern kombiniert, bleibt mit dem Babyshampoo Nr. 34* der natürliche pH-Wert der Haut erhalten, und Ihr Baby wird trotzdem sauber. Sein natürlicher Feuchtigkeitsmantel bleibt intakt, sodass Sie kein Babyöl mehr brauchen. Babyöle bestehen zu einem großen Teil aus Mineralöl und haben daher nichts in einer natürlichen Hautpflege zu suchen.

▶ Jugendliche und Erwachsene brauchen zur Reinigung etwas Robusteres. Damit die Haut ihre Fähigkeit, sich selbst vor Verschmutzung und Gefahren zu schützen, bewahren kann, ist es wichtig, dass ein seifenfreies Mittel verwendet wird. Junge Männer sollten sich eher mit dem Waschblock Nr. 5* reinigen, Mädchen das Duschgel Nr. 29* verwenden. Nr. 5* beinhaltet feinsten natürlichen Gletscherschlamm, der abgestorbene Hautschüppchen, überschüssigen Talg und andere Unreinheiten absorbiert. Die fein gemahlene Borke der Westamerikanischen Hemlocktanne (Tsuga Heterophylla) wirkt zudem hautberuhigend und hat einen leicht holzigen Duft. Für Mädchenhaut ist Feuchtigkeit ein wichtiges Thema, schon bei der täglichen Reinigung. Jojobaöl, das aus den Samen des in der Wüste beheimateten Jojobastrauchs hergestellt wird, ist eigentlich ein Wachs, das nicht ranzig wird und schon bei 7 °C schmilzt. Seine besondere Fettsäurezusammenstellung schützt die Haut vor Austrocknung, ohne einen schmierigen Film auf ihr zu hinterlassen. Jojobawachs wirkt außerdem leicht entzündungshemmend und enthält die Provitamine A und E. Als Konzentrat ist es zusammen mit dem Feuchtigkeit spendenden Saft der Wüstenlilie Aloe vera für eine sanfte, aber gründliche Reinigung der Haut in der Waschlotion Nr. 29* ideal kombiniert. Der zarte Duft der desinfizierend wirkenden Pampelmuse wird von Mädchen gern angenommen. Da die Haut ständig neue Hornzellen von der Tiefe zur Oberfläche wachsen lässt, fallen die oberen abgestorbenen Hautzellen beständig als Schuppen vom Körper herab. Auch die Talgproduktion muss sich in der Pubertät erst einmal einpendeln, daher ist es ratsam, den ganzen

Körper mindestens ein Mal pro Woche unter der Dusche zu peelen. (Generell sollten auch Erwachsene ein Mal pro Woche mit einem Peeling alte Hautzellen entfernen und so ihre Körperhaut pflegen.) Handelsübliche Peelings enthalten allerdings versteckte nanometergroße Kunststoffteilchen, das sogenannte Mikroplastik, die zwar nicht, wie z. B. scharfkantige Basenpulver, die Haut verletzen, aber unsere Umwelt katastrophal belasten. Ökologisch vertretbar sind die fein gemahlenen Walnussschalen in Peelinggel Nr. 28*. Sie sorgen dafür, dass besonders raue Hautstellen an Ellbogen, aber auch die Armrücken, der obere Rücken, die Knie und Fersen sanft abgerieben und geglättet werden. In Modelkreisen wird dieses Peelinggel statt Rasiergel für die Intimrasur genutzt, was eingewachsenen Härchen und Rasurbrand vorbeugt.

▶ Seine Hände wäscht jeder Mensch – unterschiedlich oft, aber täglich. Durch das Händewaschen mit handelsüblichen Seifen verliert die Haut ihren Säureschutzmantel, die Hände werden rau und rissig. Sicherlich kennen auch Sie das trockene Gefühl nach dem Händewaschen. Bevor Sie deswegen zu einer Handcreme greifen, probieren Sie lieber gleich ein seifenfreies Reinigungsprodukt aus. Der Waschblock Nr. 5* mit seinen sanft peelenden Eigenschaften und seinem holzigen Duft entstammt einer ethnobotanischen Rezeptur und beinhaltet einen hautpflegenden grünen Gletscherschlamm, der über 30 Mineralien enthält. Der Waschblock reinigt, lässt den pH-Wert der Haut intakt und entfernt zugleich überschüssige Hautschüppchen. Wenn Sie unterwegs etwas für Ihre Handhygiene tun möchten, sollten Sie immer ein Fläschchen Nr. 3* dabeihaben. Dieses desinfizierende Gel tötet 99,9 % aller Bakterien, Pilze und Viren ab – ist für medizinische Praxen zugelassen (!) –, trocknet die Haut nicht aus und hinterlässt ein gepflegtes, sauberes Gefühl.

## Junge Gesichtshaut (bis zum 28. Lebensjahr)

Die ArNOX-Bildung beginnt ungefähr im Alter von 28 Jahren. Dies hängt damit zusammen, dass sich dann meist das Hormonsystem reguliert und somit auch der Hauttyp (samt der Hautprobleme) stabilisiert hat.

Je nach Beschaffenheit teilt man die Haut in Mischhaut bis fettige Haut bzw. neutrale bis trockene Haut ein. Überschüssige Talgproduktion kann das Gesicht glänzen lassen, die Poren neigen dann zum Verstopfen und zu Pickelbildung. Handelsüblich werden austrocknend wirkende »Pflegeprodukte« für den Typ »Mischhaut bis fettige Haut« angeboten. Trocknet die Haut allerdings von außen aus, heizt dies die Talgproduktion zusätzlich an. Daher ist es sinnvoller, z. B. mit Enzymen zu arbeiten, die reinigen, aber nicht austrocknen. Neutrale bis meist zarte, trockene Haut braucht ihre ganz eigene Pflege. Um sie vor Umwelteinflüssen zu schützen, gilt es, freie Radikale zu blockieren und die Feuchtigkeitsspeicher in der Haut langfristig aufzubauen. Reichhaltige Cremes mit einem hohen Fettanteil helfen hier nicht – im Gegenteil. Bevor die Zellschichten sinnvoll aufgebaut und somit die Haut robuster geworden ist, ist diese gar nicht in der Lage, aufgetragene Pflegenährstoffe zur Regeneration von außen zu resorbieren. Die meisten sogenannten reichhaltigen Pflegecremes enthalten zudem zu einem hohen Anteil wertlose Füllstoffe, die sich wie ein Plastikfilm über die Haut legen und ihr somit einen Bärendienst erweisen. Trockene Haut braucht viel Feuchtigkeit und die Möglichkeit, robuste Strukturen aufzubauen, sonst kann sie uns nicht vor Umweltschäden schützen.

## Mischhaut bis fettige Haut

**Tipp:** Geben Sie Ihrer Haut 28 Tage lang die Chance, gesündere, ausbalancierte und stabile Zellen zu produzieren – danach ist der Durchbruch geschafft!

### LÖSUNGEN FÜR MISCHHAUT BIS FETTIGE HAUT

▸ Reinigen Sie Ihre Haut immer seifenfrei! Papayaenzyme befreien Ihre Poren von überschüssigem Fett und Schmutz. Leider nützt es nichts, reife Papaya auf das Gesicht aufzutragen – grüne, unreife Papaya wirkt sogar ätzend. Das Paket Nr. 9* mit sechs aufeinander abgestimmten Produkten ist für die männliche wie die weibliche Misch- bis fettige Haut hervorragend geeignet. Die seifenfreie Reinigung enthält Papayaenzyme. Der Toner verfeinert die Poren u. a. mit Erdbeerextrakt und sorgt für den perfekten pH-Wert der Haut, sodass diese die wertvollen Wirkstoffe der anderen Pflegeprodukte optimal aufnehmen kann. Das Gel im Pumpfläschchen enthält kleine Q10-Flüssigkeitsbläschen, wodurch das Q10, ein wertvolles Co-Enzym und Antioxidans, erst auf der Haut freigesetzt wird. In der Haut sorgt Q10 für gesündere Zellen. Wenden Sie das Produkt nur morgens an, abends schützt ein weiteres Gel vor den sichtbaren Folgen des täglichen oxidativen Stresses. Eine Feuchtigkeitspflege für jeweils morgens und abends fördert den Erneuerungsprozess in der Haut und schützt vor Umwelteinflüssen.

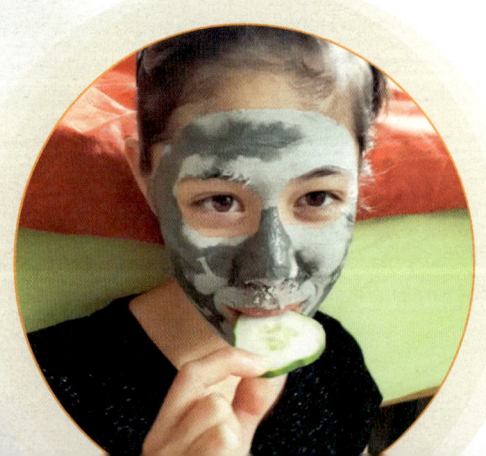

> Zusätzlich tut Ihnen eine wöchentliche Entschlackungs- und Nährmaske unendlich gut. Da Heilerde oftmals giftige Metalle enthält, ist der mineralhaltige grüne Gletscherschlamm Nr. 19* eine sichere Anwendung. Auf ganz natürliche Art absorbiert diese Maske abgestorbene Hautschüppchen und zieht Mitesser und sonstige Unreinheiten aus der Haut. Neben dieser Detox-Wirkung reichert das Produkt die Haut mit wertvollen Mineralien und Spurenelementen an und hinterlässt eine wunderbar reine und weiche Haut. Da diese Maske auf natürliche Weise stark die oberflächliche Durchblutung der Haut anregt, kann temporär eine Rötung auftreten. Dieser Effekt dient der Hautregeneration und klingt zeitnah wieder ab.

## Neutrale bis trockene Haut

**Tipp:** Tagsüber sollten Sie immer eine Gesichtspflege verwenden, die einen leichten Lichtschutzfaktor hat.

 **LÖSUNGEN FÜR NEUTRALE BIS TROCKENE HAUT**

> Einen effektiven Aufbau und Schutz der Haut starten Sie am besten mit einer Reinigung, die die hauteigene Feuchtigkeitsbarriere schützt und seifenfrei Schmutz und Unreinheiten entfernt, ohne der Haut wertvolle Lipide zu entziehen. Immer gilt es, die Balance zwischen Zellschutz vor freien Radikalen und Zellerneuerung zu finden. Das Paket Nr. 10* mit sechs aufeinander abgestimmten Produkten ist für die männliche wie die weibliche neutrale bis trockene Haut hervorragend geeignet. Der Toner verfeinert die Poren und sorgt für den perfekten pH-Wert der Haut, sodass diese die wertvollen Wirkstoffe der anderen Pflegeprodukte optimal aufnehmen kann. Das Gel im Pumpfläschchen enthält kleine Q10-Flüssigkeitsbläschen, wodurch das Q10, ein wertvolles Co-Enzym und Antioxidans, erst auf der Haut freigesetzt wird. Wenden Sie das Produkt nur morgens an, abends schützt ein weiteres Gel vor den sichtbaren Folgen von oxidativem Stress. Die Tagespflege mit Lichtschutzfaktor 15 enthält farblo-

se (!) Carotinoide, die antioxidativ wirken und die Haut vor frühzeitigen Schädigungen schützen. Die intensive, seidige Nachtpflege kurbelt den Erneuerungsprozess der Haut an und stellt deren Elastizität und Widerstandsfähigkeit wieder her.

▷ Bauen Sie die Feuchtigkeitsreserven Ihrer Haut optimal auf, indem Sie ein Mal pro Woche eine Maske aufgetragen. Das aus dem Wasserspeichergewebe der Aloe vera gewonnene Gel wirkt kühlend, antibakteriell, feuchtigkeitsspendend und heilend. Da Hyaluron ohnehin als Wasserspeicher in der Haut wirkt, ergibt es auch Sinn, es von außen aufzutragen, sodass die wertvollen Eigenschaften durch die Hautschichten eindringen können. Eine Maske aus zu gleichen Teilen Nr. 18* und Nr. 20* bietet eine optimale Kombination aus Aloe vera, Panthenol, Hyaluron und intensiver Feuchtigkeitspflege. Eine Einwirkzeit von ca. 25 Minuten ist ausreichend.

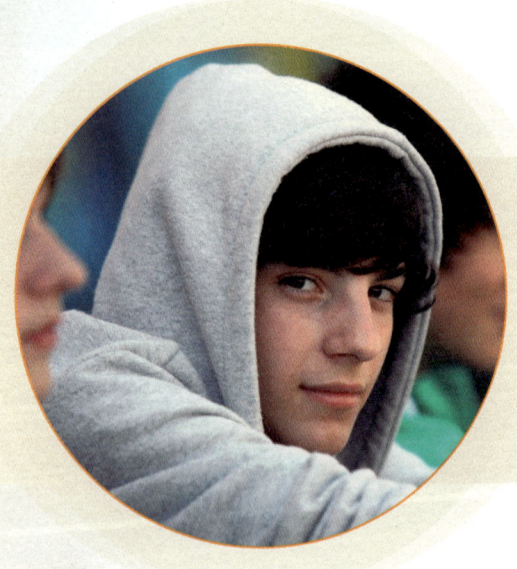

## Unreine Haut

Nicht jeder Pickel ist gleich eine Akne – auch wenn das von der Pharma- und der Kosmetikindustrie gern so dargestellt wird. Hinterfragt man ausführlich die Ursache von Hautunreinheiten, sind gute Lösungen zu finden, die ohne Hormonbehandlungen und deren oft grausigen Nebenwirkungen die Haut rein halten – zumal diese Therapieform Jungs und Männern sowieso nicht zur Verfügung steht.

Ein Pickel ist eine Hautunreinheit, Akne ist eine Krankheit. Pubertäre Pickel treten nur vorübergehend auf, Erwachsenen- oder Altersakne dagegen ist ein krankhafter Zustand. Ab dem 17. Lebensjahr deutet eine Akne als Symptom immer auf einen ungesunden Darm hin. Wurde übrigens die Entwicklung des Hormonsystems durch eine verfrühte Einnahme der Antibabypille unterbrochen, können sich auch nach dem Absetzen der Pille vorübergehend »jugendliche« Hormonumstellungspickel zeigen. Dies ist aber keine Akne im eigentlichen Sinne.

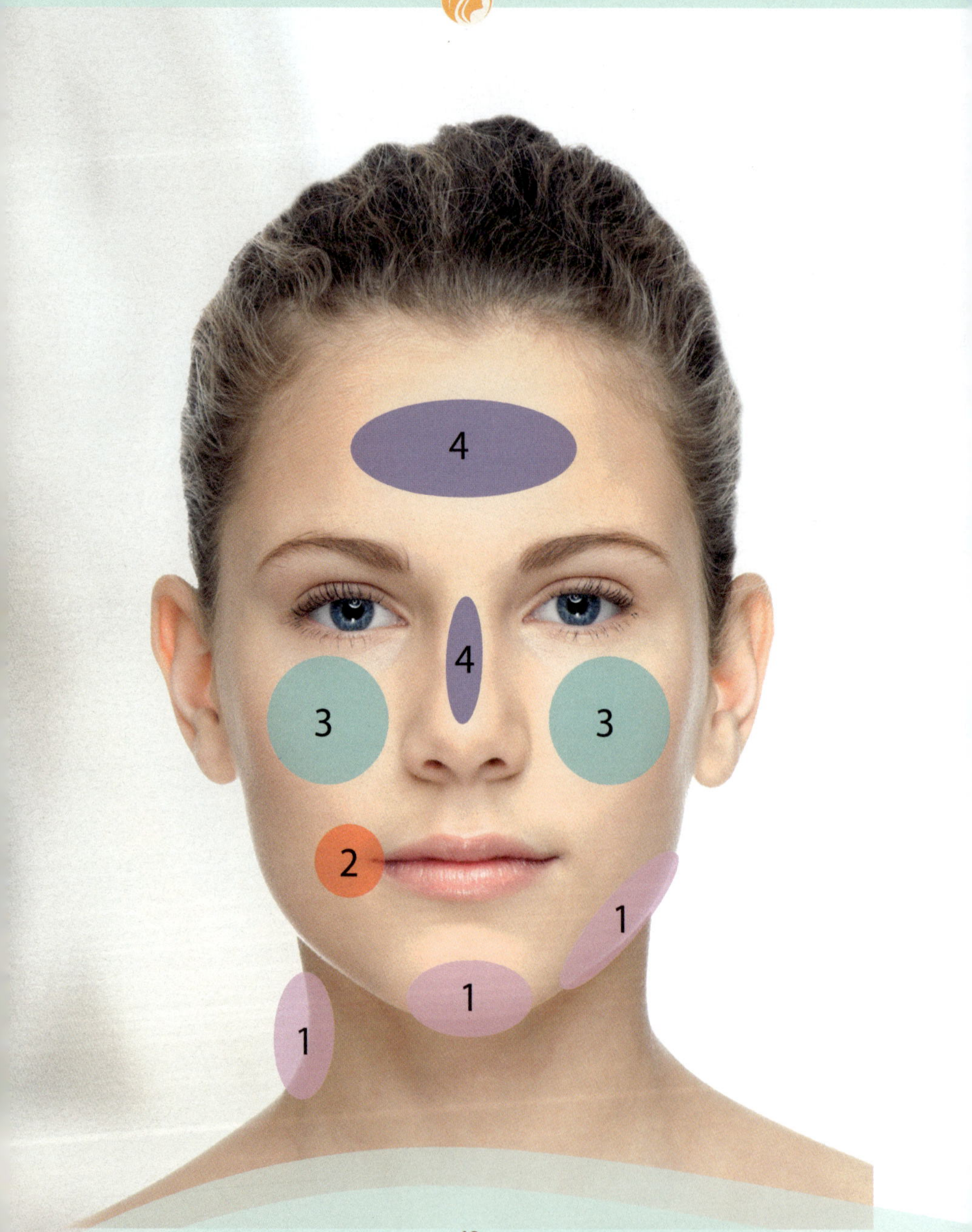

**Zone 1:** Hormone: Je nach Hormonaktivität entstehen im Kinnareal Hautunreinheiten oder Pickel. Dies kann vom weiblichen Zyklus oder auch generell vom Testosteronhaushalt abhängen, da dieser für die Talgproduktion mitverantwortlich ist.

**Zone 2:** Dünndarm: Kleine Pickelchen weisen auf einen nicht gut funktionierenden Dünndarm hin. Einrisse am Mundwinkel hingegen deuten eher auf einen Eisenmangel hin. Dessen Ursache ist häufig eine Eisenresorptionsstörung. Mehr darüber im Kapitel über HPU (siehe S. 134).

**Zone 3:** Dickdarm: Viele Pickel mitten im Gesicht deuten auf eine Darmstörung hin. Hilfreich ist dann oftmals eine gründliche Darmsanierung zusammen mit einer Prüfung auf Nahrungsmittelunverträglichkeiten. In meinem ersten Buch »Hausputz für den Körper« (im Schirner Verlag erschienen) finden Sie zum Thema Darmsanierung viele hilfreiche Informationen und Anregungen.

**Zone 4:** Magen: Diese Zone ist eher im Alter aktiv, wohingegen viele Mitesser schon in jüngeren Jahren auf der Nase auftreten können. Die Magen- und die Darm-Zone gehören tendenziell zusammen.

Übrigens entstehen in der Schläfenregion und in der Stirnregion häufig Hautunreinheiten durch leicht fettende Haare in den angrenzenden Hautzonen. Auch falsche Pflegeprodukte können die Ursache sein.

Vor allem Heranwachsende sind von Mitessern und Akne betroffen, und das hat seinen Grund: Die Pubertät ist mit starken hormonellen Veränderungen verbunden. Um jeden Haarfollikel sitzen Talg produzierende Drüsen, die die Haare und die Haut geschmeidig halten. In der Kindheit sind diese Drüsen noch winzig, mit der Pubertät verändert sich dies. Der Körper kurbelt die Produktion von männlichen und weiblichen Sexualhormonen an. Die Balance und Menge dieser wichtigen Hormone zu finden, kann Monate oder auch Jahre dauern. Jungen wie Mädchen brauchen eine gute Portion Androgene, männliche Hormone, für Knochenwachstum und Muskelaufbau. Allerdings stimulieren Androgene auch die Talgproduktion am Haarfollikel. Das Gesicht sieht oft leicht glänzend aus, und die Haare fetten schneller, wenn es die Talgdrüsen übertreiben. Gleichzeitig vermehren sich die Hornzellen und kleiden die Ausgänge der Talgdrüsen aus. Gibt es zu viele Hornzellen, kleben sie mit dem Talg zusammen und verstopfen die Ausgänge. Der Talg kann nicht mehr abfließen – das ist die Geburtsstunde eines Mitessers. Bleibt der Ausgang offen, erkennt man den Mitesser als schwarzen Fleck, denn der kleine Fett- und Talgpropfen oxidiert, wodurch die dunkle Farbe entsteht. Dabei handelt es sich aber nicht um Schmutz, sondern um Melanin, das sich an der Spitze des Mitessers gesammelt hat. Bleibt der Ausgang verschlossen, wächst der Mitesser unter der Haut weiter. Für das eigentlich harmlose Aknebakterium Propionibacterium acnes, das in den Talgdrüsen der Haut lebt, sind das paradiesische Bedingungen: Es ernährt sich von dem Talg und vermehrt sich munter. Mit einer lokalen Entzündung versucht der Körper, die rasante Ausbreitung des Bakteriums einzugrenzen. Auf diese Weise entstehen rote und schmerzhafte Knötchen und Pusteln. Solange die Aknebakterien auf der Basis einer gesunden Hautbalance ihrer eigentlichen Aufgabe – dem Schutz vor schädlichen Mikroorganismen – nachgehen können, sind sie für den Menschen ungefährlich, sogar nützlich. Sie ernähren sich von den Sekreten der Schweiß- und Talgdrüsen, und solange deren Produktion ausbalanciert ist, bleibt unsere Haut gesund.

**Tipp:** Der einzelne Pubertätspickel braucht Verständnis, nicht nur Kaschierung.

### LÖSUNGEN FÜR PICKEL IM ALLGEMEINEN

> Wenn ein Pickel entsteht, ist es wichtig, sofort die Entzündungsvorgänge und Rötungen zu entspannen. Ethnobotanisch hat sich Tränengrasextrakt als sehr effektiv erwiesen. Scharfgabe wurde schon immer als linderndes Dampfbad für das Gesicht eingesetzt, und die Klette wirkt reinigend und entgiftend. Alle drei bekannten Pflanzen sind in dem klaren Gel Nr. 1* vereint, das Sie mehrmals täglich auf den wachsenden Pickel auftragen sollten.

> Sollte der Pickel trotzdem gewachsen sein und nun schon allmählich abklingen, hilft die Creme Nr. 2* bei der Abheilung. Sie ist stark weiß pigmentiert, tragen Sie sie also am besten punktuell vor dem Schlafen auf, und bedecken Sie sie mit einem kleinen Papier.

> Hat sich der Pickel beruhigt, der Inhalt stört aber nach wie vor, hilft es, wenn Sie Maske Nr. 19* großflächig auf und um den Pickel herum auftragen. Der feuchte, grüne Gletscherschlamm saugt beim Trocknen den Pickelinhalt auf – dies ist auch die perfekte Methode, um lästige Mitesser loszuwerden.

▷ Das Thema »Ausdrücken – ja oder nein?« wird kontrovers diskutiert. Ich sage Ihnen: Drücken Sie nicht! Wenn aber der Inhalt des Pickels zu groß geworden ist, desinfizieren Sie Ihre Hände und den reifen Pickel mit dem Gel Nr. 3*, bevor Sie ihn entleeren. Desinfizieren Sie danach die Stelle noch einmal, tragen Sie die weiße Creme Nr. 2* auf, und lassen Sie diese ca. 30 Minuten einwirken.

Die ganzheitlich arbeitende Imageberaterin Tiziana zeigte mir einmal, wie ein Pickel wunderbar kaschiert werden kann. Erst etwas Grün aus der Lidschattenpalette Nr. 4* mit einem sauberen Pinsel lokal auf die gerötete Stelle auftragen. Dies neutralisiert als Komplementärfarbe das Rot des Pickels. Je nach Hautton wird mit etwas Concealer Nr. 6* abgedeckt und mit dem getönten Liquid-Finish Nr. 7* oder dem Tinted Moisturizer Nr. 8* eingeblendet. Zur Pinselreinigung eignet sich Produkt Nr. 5* hervorragend.

Dieser simple Test zeigt, wie man billige Mineralölderivate als Füllstoffe in Make-ups erkennt: Geben Sie einfach zwei Spritzer Ihres Make-ups in etwas Wasser. Beim Umrühren sollte es sich, wenn es rein ist, auflösen. Wenn schmierige Klumpen in Glas hängen bleiben, haben Sie viel Geld für eine Poren verklebende Plastikfolie ausgegeben!

## Reifere Gesichtshaut (ab dem 28. Lebensjahr)

Dank des sensationellen wissenschaftlichen Durchbruchs durch die Identifizierung des Enzyms ArNOX stehen uns jetzt ehrliche messbare Alternativen zu den üblichen Alterungsprozessen zur Verfügung. Zwischen dem 28. und dem 42. Lebensjahr, abhängig von den angesammelten Sonnenstunden, Umwelteinwirkungen und sonstiger Schäden durch freie Radikale, beginnt bei jedem Menschen die unweigerliche Hautalterung. Es ist also sinnvoll, in diesem Alter mit der Anwendung von Anti-Aging-Pflegeprodukten zu beginnen. Hier die Devise: Wehret den Anfängen. Reinigungs- und Pflegeprodukte sollten eine Alterungsbremse beinhalten, sodass die Haut nicht nur optimal gereinigt und ernährt, sondern auch vor »radikalen« Alterungsveränderungen bewahrt wird. Wenn das ArNOX-Enzym tagtäglich zur Ruhe gebracht wird, stoppt dies die Bildung von freien Radikalen in unserem Körper, die die Kollagen- und Elastanfasern zerstören.

**Tipp:** Die ArNOX beherrschenden Pflegeprodukte sind nach jahrelanger internationaler Forschung patentiert und durch keine gewöhnliche Hautpflege ersetzbar.

Jede Haut hat ihre individuellen Bedürfnisse. Mittels einer präzisen Online-Hautbewertung haben Sie die Möglichkeit, monatlich aus über 2000 Produktkombinationen die genaue Rezeptur für Ihre Gesichtshaut zu ermitteln (nutzen Sie hierfür den Kontakt unter »Bezugsquelle«). Jahreszeit, Aufenthaltsort, Sonnenstunden, Altersflecken, Tiefe der Falten, Ethnie, persönliche Vorlieben etc. – alle diese Faktoren fließen in eine moderne Hautpflege ein, die Sie monatlich Ihren Anforderungen anpassen können. Die revolutionäre und patentierte Hautalterungsbremse ist selbstverständlich in dieser individuellen Hauternährung enthalten.

**Tipp:** Individueller geht es nicht: Hautpflege, die Ihrem Leben und Ihren Anforderungen angepasst ist.

### LÖSUNGEN FÜR DIE HAUT ÜBER 27

> Wie immer beginnt die Pflege mit einer gründlichen Reinigung und einem den pH-Wert der Haut harmonisierenden Toner. Beide Eigenschaften sind im milden Schaum Nr. 24* bereits kombiniert. Massieren Sie den Schaum in kreisenden Bewegungen in Ihr Gesicht und Ihren Hals ein, lassen Sie sich ruhig Zeit dabei. Je angegriffener die Haut ist, desto schneller wird der Schaum einziehen. Wenn Sie Ihr Gesicht von Make-up befreien möchten, waschen Sie den Schaum nach einer gewissen Zeit ab. Auf diese Weise entfernen Sie auch die Make-up-Reste. Nun können Sie entweder die Tagescreme Nr. 72* mit LSF 22 oder die Nachtfeuchtigkeitscreme Nr. 71* sparsam auftragen.

> Nr. 21* ist ein stylischer Dispenser mit drei unterschiedlichen Serumkartuschen und je einer Kartusche Tages- und Nachtfeuchtigkeitspflege. Individuell lässt sich beim Kauf der neuen Kartuschen die Rezeptur der Pflege nach dem persönlichen und momentanen Bedarf verändern. So können Sie z. B. in den Sommermonaten den Wert des Lichtschutzes erhöhen, Duftstoffe weglassen oder auch mehr Feuchtigkeit hinzufügen. Über 2000 Kombinationsmöglichkeiten der Rezepturen machen dies möglich. Exakt dosiert und absolut hygienisch gibt das Gerät genau die Menge an Serum oder Pflege auf die Hand, die Sie brauchen. Für alle Pflegemuffel: Durch eine einfache Programmierung blinkt das Gerät sogar zur rechten Zeit, um Sie an Ihre Routine zu erinnern!

Meine Freundin Yvonne entsorgte sage und schreibe 29 angefangene Tuben und Tiegel aus ihrem Bad: Produkte für Tag und Nacht, mit und ohne irgendwelche Inhaltsstoffe, für oder gegen alles Mögliche, Sonnencremes in allen Variationen und drei verschiedene Augencremes. Durch zwei personalisierte Pflegegeräte für sich und ihren Mann ist nun Ordnung ins Bad eingekehrt. Ihr Mann Howard ist nicht mehr von der unübersichtlichen Vielfalt überfordert und sieht supergepflegt aus.

## Alterungsbremse dank innovativer Technik

Hautpflege ist dann am effektivsten, wenn sie an den Bildungsstätten von Haut- und Haarzellen stattfindet – anatomisch gesehen also unterhalb der Rein'schen Barriere. Doch handelsübliche kosmetische Produkte durchdringen diese wasserdichte Barriere nicht. Herkömmliche Kosmetik entfaltet ihre Wirkweise höchstens in den obersten Schuppen der Hornschicht, und reines Öl, sei es noch so wertvoll, verklebt die Hornschicht zusätzlich. Diesen Effekt haben Pflegecremes und Make-up mit mineralölhaltigen Füllstoffen. Eine verklebte Hornschicht bedeutet aber eine vermehrte Radikalbildung in den hautbildenden Zellen, was wiederum eine Garantie für Hautprobleme und eine vorzeitige Hautalterung ist. Aus der Medizin ist bekannt, dass der gleichförmige, nach Luigi Galvani benannte, unipolare Leichtstrom eine heilende Wirkung auf unsere Körperzellen hat. Eine nicht optimal funktionierende Hautzelle wird durch den heilenden Einfluss dieses Leichtstroms wieder genau in die ideale Spannung zurückversetzt. Zudem hat dieser Leichtstrom – in der Medizin »Iontophorese« genannt – auch die Eigenschaft, Nährstoffe genau dorthin zu transportieren, wo sie gebraucht werden. Werden die tiefen Hautbildungszellen optimal mit Nährstoffen versorgt, wandern junge und frische Hautzellen in Richtung Hautoberfläche und sorgen für ein strahlendes und vitales Aussehen. Zwei handliche Heimgeräte für das Gesicht und für den Körper wurden in den USA entwickelt und revolutionierten den Anti-Aging-Markt geradezu. Das Gesichtsgerät verbindet die heilende, regenerierende Wirkung der galvanischen Ströme mit der Reinigung und einem optimalen Nährstofftransport, während das Körpergerät in der Lage ist, unerwünschten Fettzellen den Garaus zu machen. Untersuchungen haben ergeben, dass eine fünfminütige Behandlung mit den Heimgeräten den transdermalen Transport wichtiger Nährstoffen 48 bis 72 Stunden lang bis zu 80 % verbessern kann. Klein, intelligent und leistungsfähig sind diese Heimgeräte aus einem modernen Badezimmer nicht mehr wegzudenken. Das Heimgerät für das Gesicht arbeitet mit patentierten, sich selbst regelnden Leichtströmen (unter 1 mA) und hat vier auswechselbare Aufsätze für Gesicht und Kopfhaut.

 **LÖSUNGEN FÜR FALTEN UND SCHLAFFE HAUT GANZ OHNE SKALPELL**

▸ Sie brauchen ein Heimgerät Nr. 55*, das Spray Nr. 57* und die Gelampullen Nr. 67*.

▸ Trinken Sie ein bis zwei große Gläser Wasser. Wichtig ist es, dass tief sitzende Schlacken mobilisiert und gelöst werden. Manche werden im zweiten Arbeitsschritt an die Hautoberfläche gezogen, andere durch das Lymphsystem abtransportiert. Bestücken Sie das Heimgerät mit dem größten Aufsatz. Reinigen Sie Ihr Gesicht mit einem Mittel aus der Serie, die für Ihre Haut momentan geeignet ist. Verteilen Sie den Inhalt der weißen Ampulle auf Gesicht und Hals, und waschen Sie sich anschließend die Hände. Sprühen Sie dann das Gesicht, die Hand, die das Gerät führt, und die Silberplatte des Gerätes mit Nr. 57* ein. Schalten Sie das Gerät auf Stufe 1 ein, und setzen Sie es auf die

Wange auf. Es ertönen ein bis drei Pieptöne – die Behandlung startet. Fahren Sie nun langsam das ganze Gesicht ab, ohne den Kontakt zur Haut zu verlieren. Streichen Sie die Wangenpartie in Richtung unterhalb des Ohres entlang (durch die Berührung wird der dortige Lymphknoten aktiviert), unter den Augen in Richtung äußere Stirn und die Stirn in Richtung Haaransatz. Wertvolle Reinigungs- und Nährstoffe werden tief in Ihre Haut geschleust. Nach 2 Minuten ertönt ein dreifaches Piep – die erste Behandlungsstufe ist beendet. Waschen Sie das übrige Gel wieder ab, und reinigen Sie den Geräteaufsatz. Nun verteilen Sie den Inhalt der blauen Ampulle auf Gesicht und Hals, und waschen Sie sich anschließend die Hände. Sprühen Sie wieder Ihr Gesicht, das Gerät und die Arbeitshand mit Nr. 57* ein. Schalten Sie das Gerät auf Stufe 2 ein, und setzen Sie es auf die Wange auf. Es ertönen ein bis drei Pieptöne – die Behandlung startet. Fahren Sie wieder langsam das ganze Gesicht ab, ohne den Kontakt zu verlieren. Arbeiten Sie an der Wangenpartie nun zum oberen Ohr hin. Auch bei diesem Arbeitsschritt werden Schlacken aus der Tiefe magnetisch angesaugt und zudem Nährstoffe in die Haut geschleust. Nach 3 Minuten ertönt ein dreifaches Piep – die zweite Behandlungsstufe ist beendet. Waschen Sie das übrige Gel wieder ab, und reinigen Sie den Geräteaufsatz erneut.

> Bei tiefen Falten geben Sie etwas Creme Nr. 68* auf die Länge der Falten und setzen den Aufsatz mit dem kleinsten Applikator auf das Heimgerät. Sprühen Sie etwas Nr. 57* auf Ihre Arbeitshand und die Silberplatte des Heimgerätes. Setzen Sie das Heimgerät auf die eingecremte Stelle, schalten Sie das Gerät auf Stufe 3 ein, und bewegen Sie es in kleinen kreisenden Bewegungen über alle Falten. Nach 5 Minuten schaltet sich das Gerät automatisch ab. Waschen Sie die Creme nicht ab. Fahren Sie nun mit Ihrer gewohnten Hautpflege fort.

> Diese 8-Minuten-Komplettbehandlung ist am wirkungsvollsten, wenn sie im ersten Monat drei Mal pro Woche durchgeführt wird, anschließend reichen zwei Mal pro Woche völlig aus. Die Behandlung tieferer Falten können Sie täglich durchführen. Das in der

Creme enthaltene Pre-Kollagen (ein Mikroprotein, das die Neubildung von Kollagen in der Haut stimuliert und so Falten effektiv reduziert und die Haut jünger aussehen lässt) kann dann schneller sein Strukturnetzwerk aufbauen.

Ich verrate Ihnen noch ein Schönheitsgeheimnis aus Hollywood: Viele Reiche und Schöne sehen so blendend aus, weil sie solch ein kleines, handliches Gerät zu Hause haben.

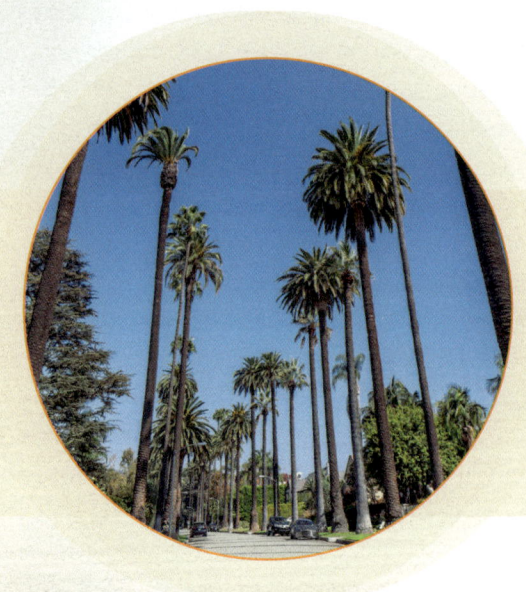

## Falten

… sind erworben, sagt der Volksmund! Aber nicht jedem gefällt, was er sich so im Laufe seines Lebens erworben hat. Falten entstehen ArNOX-induziert, aufgrund des Kollagen- und Elastinverlustes. Durch Bewegungen, die wir mit unserer Mimik machen und häufig wiederholen, bestimmen wir den Ort, an dem Fältchen und Falten entstehen. Lachfältchen sind beim Lachen schön, dürfen aber danach auch wieder in eine glatte Struktur der Haut zurückschnellen. Kollagene sind die Bausteine der Haut, die für Struktur, Form und Halt zuständig sind. Kollagenfasern besitzen eine sehr hohe Zugfestigkeit. Elastin wiederum gibt der Haut ihre Straffheit und ist dafür zuständig, dass die Haut nach einer Bewegung wieder in ihre Ausgangsstruktur zurückkehrt. Manch einem ist aber die Andeutung von Falten schon ausreichend, es muss nicht immer in tiefe Furchen oder Plisseefältchen an der Oberlippe ausarten. Wer von den neusten Forschungen aus den USA profitieren möchte, kann die Zeichen des Alterns um Jahre zurückdrehen. Eine strahlende, gut ernährte und vitale Haut ist heutzutage für jedermann möglich, auch ohne Skalpell – und das Beste: bequem und zeitlich unabhängig von zu Hause. Nach 17 Jahren Forschung konnte der Wirkstoff Ethozyn, eine Vorstufe des Elastins, in die Produktion gebracht werden. In der Werbung wird uns vorgeschlagen, Elastin als Trinkampulle zu uns nehmen. Doch bis das Elastin vom Magen über den Darm und die Blutbahn zur Haut gelangt ist, geht unweigerlich eine Menge teurer Saft verloren. Praktischer ist, die Wirkstoffe auf die Haut aufzutragen, dort, wo das körpereigene

Elastin aufgebaut werden soll. Allerdings braucht es dafür Aminosäuren, die den Fasern Struktur geben. Besonders nach einer Gesichtsbehandlung mit dem Heimgerät können alle nachfolgend aufgetragenen Wirkstoffe nachweißlich 80-mal besser in die Hauttiefe eindringen.

**Tipp:** Je früher Sie gegen Faltenbildung vorgehen, desto besser ist es. Zu spät ist es aber nie!

### LÖSUNGEN FÜR FALTEN – EINE IDEALE ERGÄNZUNG ZUR BEHANDLUNG MIT DEM HEIMGERÄT

▷ Aminosäuren in flüssiger Form sind die optimale Lösung für die lokale Applikation. Durch das Spray Nr. 25* wird die Haut von außen mit den nötigen Eiweißen für den Kollagenaufbau versorgt.

▷ Das in kompostierbaren Kapseln einzeln dosierte Gel Nr. 51* fördert innerhalb kürzester Zeit sichtbar die Hautelastizität und sagt insbesondere erschlaffenden Gesichtskonturen und feinen Augenfältchen den Kampf an. Öffnen Sie eine Gelkapsel am kurzen Ende, und drücken Sie den Inhalt portionsweise heraus. Verteilen Sie das Gel gleichmäßig auf dem ganzen Gesicht. Streichen Sie die Wangenpartie in Richtung des oberen Ohrs entlang, unter den Augen in Richtung äußere Stirn und auf der Stirn in Richtung Haaransatz.

▷ Für wunderschöne und gepflegte Hände verteilen Sie den Inhalt einer Kapsel auf beide Handrücken und massieren ihn in Ruhe ein.

Meine liebe Freundin Brigitte schickte mir vor 5 Jahren ein Geburts-tagspäckchen mit genau diesem Aminosäuren-Spray und den Gelkapseln aus den USA. »Morgens und abends auf die gereinig-te Haut auftragen« – genau diese Anweisung habe ich beherzigt. Schon nach 2 Wochen wurde ich in meiner Praxis von Patienten auf die positiven Veränderungen angesprochen!

## LÖSUNGEN FÜR PLISSEEFÄLTCHEN – EINE IDEALE ERGÄNZUNG ZUR BEHANDLUNG MIT DEM HEIMGERÄT

▷ Stabile Aminosäuren in flüssiger Form sind die optimale Lösung für die lokale Applika-tion. Durch das Spray Nr. 25* wird die Haut von außen mit den nötigen Eiweißen für den Kollagenaufbau versorgt.

▷ Sprühen Sie die flüssigen Aminosauren Nr. 25* auf die gereinigte Haut, um dieser ei-nen optimalen Strukturaufbau zu ermöglichen. Anschließend geben Sie etwas Creme Nr. 68* in die Fältchen. Setzen Sie den kleinen Faltenaufsatz auf das Heimgerät, be-feuchten Sie die Arbeitshand, und setzen Sie das Heimgerät auf die Fältchen an der Oberlippe auf. Wählen Sie die Einstellung Stufe 3, dann gleiten Sie 5 Minuten mit dem Heimgerät über den Bereich. Wischen Sie die übrige Creme nicht ab. Das in der Creme enthaltene Pre-Kollagen wandert auch in den nächsten 45 bis 72 Stunden weiter in die Haut, dorthin, wo die Hautzellen gebildet werden.

▷ Tragen Sie morgens auf die gereinigte Haut die Creme Nr. 62* unter der Tagespflege auf. Diese wunderbare Instant-Faltencreme enthält u. a. die Aminosäure GABA, die im Körper als natürliches Entspannungsmittel produziert wird. Diese hilft den Nerven und Muskeln, locker zu lassen, und hat lokal aufgetragen einen wunderbaren Soforteffekt.

Meine Freundin Anne sprach, wenn es um ihre Falten um den Mund herum ging, immer von ihrem Gartenzäunchen! Plisseefältchen klingen da natürlich viel vornehmer – aber jetzt sind sie ohnehin verschwunden!

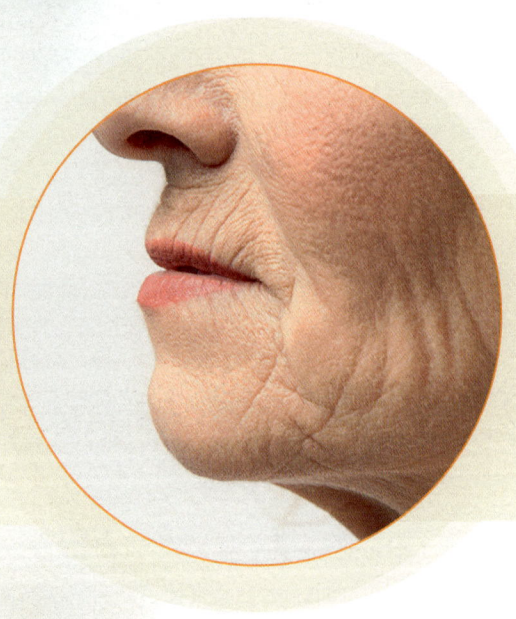

## Volle Lippen in jedem Alter

Erstaunlich finde ich, wie Lippen im Alter schmaler werden und ihre Konturen und ihr Volumen verlieren. UV-Schäden, Umwelteinflüsse und Stress führen zu einer Erschlaffung des Lippengewebes. Ein Verlust an Farbe, Festigkeit und Feuchtigkeit sowie die Entstehung von feinen Plisseefältchen sind die Folgen. Dieser Prozess verläuft schleichend. Meist bemerkt man die Veränderungen erst im Vergleich mit älteren Fotos. Mit den Wechseljahren beginnt der eigentliche Abbauprozess, und glauben Sie nicht, dass nur Frauen in die Wechseljahre kommen.

> Ich habe noch nie hässliche Lippen gesehen –
> es sei denn, sie waren aufgespritzt!

Teenager haben so ihre Tricks, die Lippen für eine Party etwas voluminöser erscheinen zu lassen. Der Renner ist, etwas Salz auf eine feuchte Zahnbürste zu streuen und damit die Lippen zu »putzen«. Diese durchblutungsfördernde Maßnahme wird durch das Auftragen von verdünntem Chiliöl als Lip-Booster zusätzlich verstärkt. Das daraus resultierende Brennen zeigt an, dass die Lippen praller und voller werden! Zur Pflege gibt es noch etwas Honig auf die Lippen, dann Lipliner und Lippenstift – und die Party kann starten.

**Tipp:** Jedes echte Pflegeprogramm ist erst mit gepflegten Lippen komplett, und das bedeutet weit mehr, als nur etwas Lippenstift aufzutragen. Übrigens bestehen die meisten Fettstifte aus Mineralölderivaten bzw. Paraffinen. Das fühlt sich dann wie eine Plastikfolie an und ist zudem alles andere als hautfreundlich.

## ! LÖSUNGEN FÜR STRUKTURAUFBAU UND VOLUMENERHALT DER LIPPEN

▸ Für eine glatte, frische Lippenstruktur ist ein sanftes Peeling der Lippen wichtig, denn auch Lippen stoßen abgestorbene Hautschüppchen ab! Das Peeling muss aber sanft sein, verwenden Sie also keine scharfkantigen Pulver oder gröberes Körperpeeling. Die Kombination in Nr. 64* aus natürlichen Meereskieselalgen (fossile Planktonalgen) und pflegendem und kühlendem Aloe-vera-Gel hat sich bewährt. Tragen Sie das Peeling lediglich dünn auf, arbeiten Sie es etwas ein, dann nehmen Sie es wieder mit Wasser ab. Peelen Sie ein, maximal zwei Mal pro Woche.

▸ Ein Lippenstift, z. B. Nr. 70*, versorgt Ihre Lippen mit Feuchtigkeit. Zur Stabilisierung der Zellplasmamembranen im empfindlichen Lippengewebe sind Antioxidantien eminent wichtig – ein Derivat aus kalt gepresstem Olivenöl ist hier der Geheimtipp. Ihre Lippen fühlen sich dank des Lippenstifts gesund und glatt an.

▸ Für einen natürlichen, anhaltenden Volumenaufbau der Lippen ist ein Kollagenaufbau durchzuführen. Das lang haftende Lipgloss Nr. 65* verleiht Ihren Lippen nicht nur einen spektakulären Glanz, sondern aufgrund von Pre-Kollagen werden die Kollagenstrukturen in den Lippen innerhalb von 28 Tagen aufgebaut. Tragen Sie für eine volle Wirkung das klare Gloss drei Mal pro Tag auf, gern auch über dem Lippenstift.

▸ Wer sich einen Soforteffekt wünscht, wird mit Nr. 66* genau dieses Ziel erreichen. Für wunderbar volle Lippen ist ein zarter Rosé-Farbschimmer in diesen Plumpingstift integriert.

Seit meiner Zeit als Profiseglerin trage ich immer Lippenstift. Warum? Weil er den allerbesten Schutz vor UV-Strahlung und Sonnenbrand bietet. Neben den Farbpartikeln enthalten meine Lippenstifte immer Feuchtigkeitspflege und Sonnenschutz!

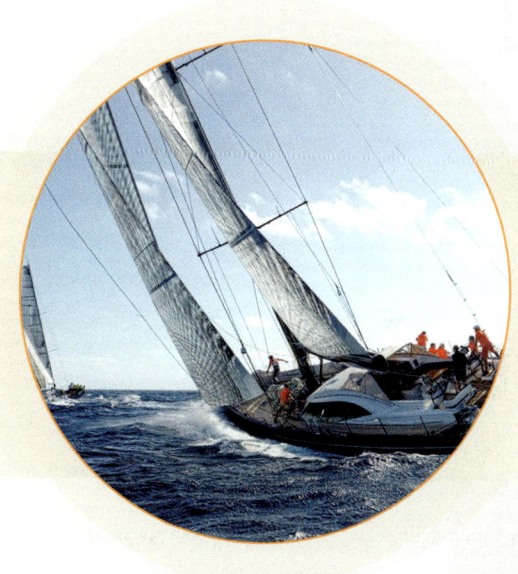

## Die empfindliche Halspartie

Die Halspartie wird immer stiefkindlich behandelt, dabei zeigt der Hals vor der Gesichtshaut Anzeichen von Hautalterung. Die empfindliche, eher trockene und durch eine hohe Elastizität gekennzeichnete Halspartie braucht sehr viel mehr Feuchtigkeit und noch mehr Elastizität als das Gesicht oder der restliche Körper.

**Tipp:** Die Halspartie und das obere Dekolleté sind meist denselben Strapazen ausgesetzt. Achten Sie beim Parfümkauf auf natürliche Inhaltsstoffe, denn diese bekommen der empfindlichen Halspartie wesentlich besser.

### ❗ LÖSUNGEN FÜR DIE EMPFINDLICHE HALSPARTIE

▸ Das Zwei-Ampullen-System Nr. 11* kombiniert zwei effektive Rezepturen für Feuchtigkeit und Elastizitätsaufbau. Natürlich ist auch die Alterungsbremse in diesen Rezepturen enthalten. Ein Tropfen genügt, um damit nach der Reinigung den gesamten Hals und das obere Dekolleté einzumassieren.

Meine Freundin Hedi, die ebenfalls eine Anti-Aging-Expertin ist, gab mir einmal den Tipp, unbedingt einen weiteren Tropfen Nr. 11* in die Handrücken einzuarbeiten. Auch dort wollen wir schließlich keine Zeichen der vorzeitigen Alterung sehen. Diesen wertvollen Rat habe ich dankbar angenommen.

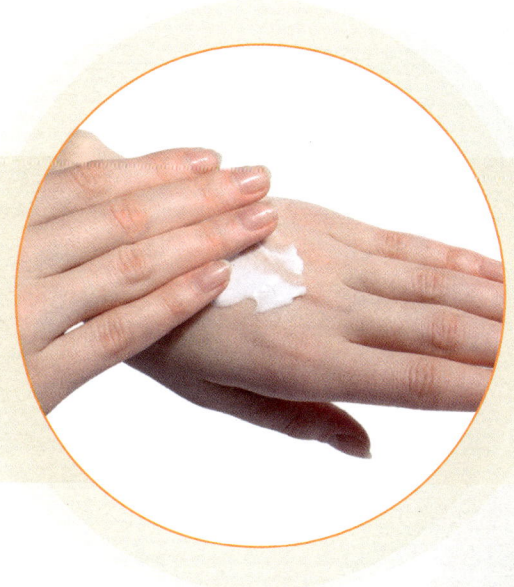

## Altersflecken, ungleichmäßiger Teint und Pickelnarben

Ein ebenmäßiger Teint strahlt Frische aus. Altersflecken produziert der Körper nicht, um sich lokal vor UV-Stahlen zu schützen, sondern sie sind eher ein Hinweis auf Zellschäden, die entstanden sind, als die Zellen nicht ausreichend mit Antioxidantien versorgt wurden. Die Zellverbunde bilden dann ein Schlackendepot aus lipidhaltigen Pigmenten, die der Körper erst dann abbauen kann, wenn die Gesamtmenge an Antioxidantien deutlich angehoben wird, z. B. über eine an Antioxidantien reiche Ernährung oder über entsprechende Nahrungsergänzungsmittel:

Lipofuszin – so der Fachbegriff für die Zellen in den Altersflecken – entsteht infolge von Oxidationsprozessen, wenn die ungesättigten Fettsäuren der Zellmembranen Opfer oxidativen Stresses werden. Lipofuszine sind somit nichts anderes als Schlacken. In jungen Jahren werden sie vom Körper vollständig abgebaut. Irgendwann aber schafft es der Körper nicht mehr, die Schlacken auszuleiten. Sie bleiben in der Haut zurück und werden als Flecken sichtbar.

Es ist wichtig, die Hautpflege auf genau dieses Phänomen abzustimmen. Keinesfalls dürfen die Pflegemittel hochgiftige Bleichmittel enthalten. Die Schlackendepots in den Altersflecken müssen sukzessive durch antioxidantienhaltige Produkte abgebaut werden, damit neue Hautzellen frisch und schlackenfrei nachwachsen können. Ein unebenmäßiger Teint ist eine flächige Vorstufe von Altersflecken.

**Tipp:** Altersflecken und ungleichmäßiger Teint haben unterschiedliche Bedürfnisse. Für Altersflecken werden Antioxidantien benötigt, bei unregelmäßigem Teint und Pickelnarben muss die Melaninproduktion vereinheitlicht werden.

### LÖSUNG FÜR ALTERSFLECKEN

> Vitamin C, das altbekannte Antioxidans, kommt hier zum vollen Einsatz. Die Behandlungsserie Nr. 37* ist perfekt auf Haut mit Altersflecken abgestimmt. Allein die Reinigung enthält so viel aktives Vitamin C, dass sie mit sofortiger Wirkung Jodflecken aus der Haut löst. Tragen Sie etwas Reinigungscreme auf der fast trockenen Gesichtshaut auf. Danach arbeiten Sie die Creme mit nassen (!) Händen ein. Lassen Sie sie gern auch 1 bis 2 Minuten auf der Haut verweilen. Erst durch das Zusammentreffen mit Wasser wird das Vitamin C aktiviert und entwickelt seine volle Wirkung. Nachdem Sie die Reste mit Wasser gut abgespült haben, tragen Sie den Toner auf und verteilen ihn ebenfalls gleichmäßig. Nun können Sie eine Tagespflegecreme mit LSF 18 oder eine Nachtcreme Ihrer Wahl einarbeiten. Bereits nach sieben Tagen beginnt die Behandlung, den Folgen der biologischen und umweltbedingten Alterung entgegenzuwirken. Die Haut wird straffer, die Poren kleiner und feiner, und Altersflecken verlieren langsam ihre farbigen Ablagerungen. Zukünftigen, durch UV-Einwirkung verursachten Schädigungen der Haut wird vorgebeugt.

▶ Für einen unregelmäßigen Teint sind die Melaninproduktion sowie Zellschäden und Oxidationsprozesse innerhalb der Haut verantwortlich. Je nach Hauttyp und Umwelteinflüssen zeigt sich das unterschiedlich. Alle drei Phasen, die für die Entstehung eines ebenmäßigen Teints verantwortlich sind, werden in der Pflegeserie Nr. 69* gezielt angegangen. Geben Sie etwas Reinigungsgel in die Hand, und schäumen Sie es mit etwas Wasser auf. Arbeiten Sie es gleichmäßig im Gesicht, am Hals und oberen Dekolleté ein. Entfernen Sie anschließend die Reste mit Wasser. Danach tragen Sie nacheinander den Toner, die Essenz, die Tageslotion mit Lichtschutzfaktor bzw. die Nachtcreme auf. Ein ebenmäßiger Hautton ist oftmals die Basis für eine jugendlich strahlende Haut, die dann gut auf die eigentlichen Anti-Aging-Pflegeprodukte anspricht.

▶ Abhängig von der Menge an wirksamen Antioxidantien, die dem Körper regelmäßig zur Verfügung stehen, ist eine Einnahme von Nahrungsergänzungsmitteln ratsam. Ein Powerpack aus Antioxidantien unterstützt den ebenmäßigen Teint und die gesunde Hautproduktion von innen. Der hoch dosierte Grünteeextrakt Nr. 73* hilft, den Körper zu schützen und seine natürliche Abwehr gegenüber freien Radikalen zu stärken. Ein Powerpack aus Vitaminen, Mikro- und Makronährstoffen in Pharmaqualität ist in den Presslingen Nr. 15* enthalten. Es ist für alle geeignet, die nicht die Möglichkeit einer ganzheitlichen Laboruntersuchungen haben. Ein Tütchen mit 4 Presslingen plus 2 Kapseln Grünteeextrakt jeweils morgens und abends reichen aus.

Für die asiatische Haut gibt es endlich die Möglichkeit einer leichten Aufhellung der Haut bzw. Narbenverfärbung ohne den Einsatz gefährlicher chemischer Bleichmittel. In Asien gilt ein blasser Hautton als Schönheitsideal!

Schichten von mineralölhaltigem Make-up verdecken oft Altersflecken, sodass man nicht sieht, wie weit verbreitet sie wirklich sind. Eine befreundete Kosmetikerin berichtete mir, dass Altersflecken bei immer jüngeren Kunden auftreten. Leider, klagte sie, unterstützt solch ein Make-up die Bildung von freien Radikalen in der Haut.

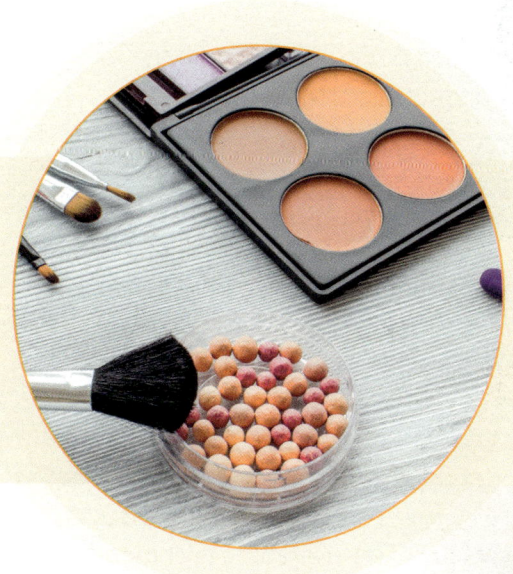

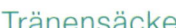

## Tränensäcke

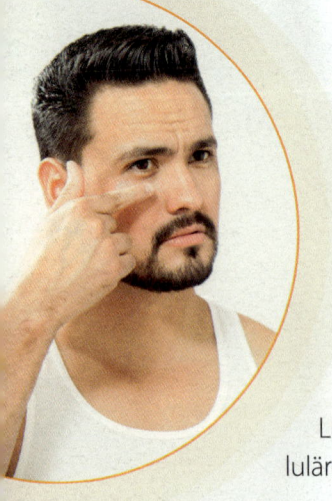

Je älter wir werden, desto deutlicher sieht man die Pölsterchen direkt unter den Augen. Tränensäcke haben nichts mit einer Ansammlung von Tränen zu tun. Es ist einfach so, dass genau an diesen Stellen Muskeln und Bindegewebe mit zunehmendem Alter ausleiern. Diese sensible Partie schwillt durch eine wiederkehrende oder dauerhafte Ansammlung von Lymphflüssigkeit im Lidgewebe an. Die Lymphe ist für den zwischenzellulären Schlackenabtransport zuständig.

**Tipp:** Bei Tränensäcken sollte man immer den ganzkörperlichen und lokalen Lymphfluss anregen.

### LÖSUNGEN FÜR TRÄNENSÄCKE

▸ Geben Sie jeweils 15 Tropfen Nr. 52* und Nr. 53* in etwas Wasser, und trinken Sie es. Wiederholen Sie diesen Vorgang vor jeder der drei Hauptmahlzeiten. Diese Tropfen unterstützen die Ausscheidungsfunktion von Nieren und Lymphsystem.

▸ Regen Sie durch tägliches Ölkauen die Entschlackung im Kopfbereich an. Dazu nehmen Sie morgens einen kleinen Teelöffel Sonnenblumenöl in den Mund und kauen es. Das Öl nimmt mit der Zeit mehr und mehr nachfließenden Speichel auf und wird immer toxischer. Schlucken Sie es also nicht herunter, sondern spucken Sie immer wieder etwas davon aus. Entsorgen Sie das Öl im Hausmüll, nicht in der Toilette. Nach ca. 10 Minuten können Sie das Kauen beenden, das restliche Gemisch ausspucken, den Mund gründlich mit Wasser ausspülen und eventuell noch die Zähne putzen. Das Mundspray Nr. 12* sorgt für einen ausgeglichenen pH-Wert im Mund und für einen frischen Atem und beugt der Plaquebildung vor.

> Die wunderbare Augencreme Nr. 54* ist eigens dafür konzipiert, Schwellungen unter den Augen abzubauen und dunkle Augenringe zu vermindern. Tragen Sie sie am besten mehrmals am Tag auf.

> Bei permanenten Tränensäcken ist die zusätzliche Behandlung mit dem Heimgerät Nr. 55* die perfekte Lösung (siehe S. 48). Beachten Sie, dass Sie das Glas Wasser vor der Behandlung nicht vergessen!

Im Radio hörte ich vor langer Zeit den Ratschlag, Tränensäcke mit Hämorridencreme zu behandeln! Sie können sich vorstellen, wie froh ich war, eine elegantere Lösung gefunden zu haben.

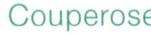

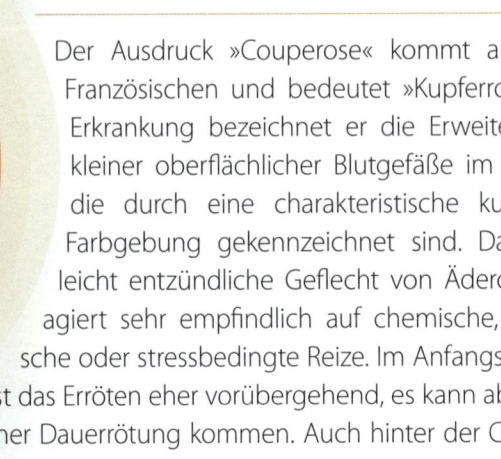

Der Ausdruck »Couperose« kommt aus dem Französischen und bedeutet »Kupferrose«. Als Erkrankung bezeichnet er die Erweiterungen kleiner oberflächlicher Blutgefäße im Gesicht, die durch eine charakteristische kupferrote Farbgebung gekennzeichnet sind. Das feine, leicht entzündliche Geflecht von Äderchen reagiert sehr empfindlich auf chemische, thermische oder stressbedingte Reize. Im Anfangsstadium ist das Erröten eher vorübergehend, es kann aber auch zu einer Dauerrötung kommen. Auch hinter der Couperose stecken Schlacken im Bindegewebe und vor allem ungeeignete Pflegeprodukte. Die richtigen Pflegeprodukte für Couperose müssen parfümfrei sein, denn die Parfümstoffe auf der Basis von ätherischen Ölen reizen die Haut und fördern eine übermäßige Durchblutung der feinen Äderchen. Außerdem sollten die Produkte neben Alkohol auch keine Mineral- und Silikonöle enthalten, denn für Couperose anfällige Haut ist das Auftragen einer fetten Creme kontraproduktiv. Eine solche Creme bildet eine Isolierschicht auf der Haut, wodurch sich das Gewebe erhitzt und die roten Äderchen noch deutlicher hervortreten. Wichtig ist vielmehr, dass die Haut mit ausreichend Feuchtigkeit versorgt wird, denn auch hier muss in den meisten Fällen der Aufbau von Kollagenfasen im Vordergrund stehen. Grobe Peelings sollten nicht auf den Stellen, die von Couperose betroffen sind, durchgeführt werden – Enzympeelings sind hier eine gute Alternative. Sie sind besonders hautschonend und befreien die Poren trotzdem von abgestorbenen Hautschüppchen. Auch bei Abschminkprodukten ist es wichtig, dass sie weder Parfüm noch Alkohol oder Mineralöl enthalten.

**Tipp:** Couperose und Schlacken im Bindegewebe bedingen einander. Reinigen Sie Ihren Körper also immer auch innerlich.

LÖSUNGEN FÜR COUPEROSE

▷ Für die innere Reinigung eignen sich die Kräutertropfen Nr. 52* und Nr. 53*, die die Entgiftungsorgane Niere und Lymphe unterstützen. Trinken Sie auch täglich in Wasser gelöstes Zeolithpulver Nr. 74*. Es saugt viele Giftstoffe aus dem Körper auf und eliminiert sie.

▷ Im 1. Monat eignen sich für die tägliche Reinigung und Pflege die sechs Präparate des Pflegesets Nr. 10* (siehe neutrale bis trockene Haut). Es besteht aus einer seifenfreien Reinigung, die nicht die natürliche Feuchtigkeit der Haut beeinträchtigt, einem Toner, der antioxidativ wirkt und den pH-Wert der Haut ausgleicht, einem Spender mit flüssigem Q10 für die Zellregeneration morgens, einem Antioxidantienserum für abends sowie einer Tag- und einer Nachtfeuchtigkeitspflege.

▷ Um die Neubildung von gesunden Hautzellen zu unterstützen, ist es wichtig, die alten Zellen zu entfernen. Dies ist auch bei sensibler Haut kein Kunststück, wenn Sie auf mechanische Peelings verzichten. Enzympeelings hingegen eignen sich perfekt. Tragen Sie das Enzympeeling Nr. 17* ein Mal pro Woche auf. Kurz bevor es getrocknet ist, waschen Sie es mit klarem Wasser ab.

▷ Ab dem 2. Monat fahren Sie mit Cleanser, Toner, Tages- und Nachtpflege fort. Tragen Sie ein Mal pro Woche das Enzympeeling auf, danach ist Ihre Haut optimal auf die Aufnahme von Feuchtigkeit, Mineralien, Panthenol und Aloe vera, die für den Zellaufbau wichtig sind, vorbereitet. Stellen Sie eine Maske aus Nr. 18* mit Aloe vera, Panthenol und Hyaluron, dem mineralhaltigen Gletscherschlamm Nr. 19* und den Kaktus- und

Kiefernzapfenextrakten Nr. 20* her. Vermischen Sie alle drei Komponenten zu gleichen Teilen, und tragen Sie die Maske gleichmäßig auf Gesicht, Hals und oberem Dekolleté auf. Nach ca. 25 Minuten können Sie sie wieder entfernen.

▶ In hartnäckigen Fällen bzw. im erwachsenen Alter lohnt sich die Anschaffung eines Heimgerätes Nr. 55*. Die Behandlung damit und die Wirkung der weißen und blauen Ampullen nährt und harmonisiert die Haut gezielt in der Tiefe.

▶ Weiches Bindegewebe, das ein zusätzliches Schlackendepot darstellt, braucht dringend Antioxidantien, um die eigene Reinigungskapazität hochzufahren und eine weitere Schlackenbildung zu vermeiden. Der hoch dosierte Grünteeextrakt Nr. 73* hilft, den Körper zu schützen und seine natürliche Abwehr gegenüber freien Radikalen zu stärken. Ein Powerpack aus Vitaminen, Mikro- und Makronährstoffen in Pharmaqualität ist in den Presslingen Nr. 15* enthalten. Es ist für alle geeignet, die nicht die Möglichkeit einer ganzheitlichen Laboruntersuchungen haben. Ein Tütchen mit 4 Presslingen plus 2 Kapseln Grünteeextrakt jeweils morgens und abends reichen aus.

»In der Schule denken alle immer, ich werde rot, dabei ist meine Haut überempfindlich«, sagte die Tochter meiner Freundin Andrea. Wir diagnostizierten eine ausgeprägte Stoffwechselstörung HPU (Hämopyrrollaktamurie, siehe S. 134) . Seitdem wir diese in Ordnung gebracht haben, errötet sie nur noch bei besonderen Herzensangelegenheiten!

## Rosazea

Diese Hauterkrankung, die ro-SA-tsea ausgesprochen wird, beschreibt typische
Auffälligkeiten auf Nase und Wangen, die
Schmetterlingsareal genannt werden. In
diesem Bereich zeigen sich, je nach Stadium,
vermehrt erweiterte Äderchen, auffällige Rötungen, Pusteln, Knötchen, Aknepickel bis hin
zur Knollennase. Kälte, starke Sonne, Stress etc.
können den Zustand verschlimmern. Verursacht
wird Rosazea durch eine Regulationsstörung der Blutgefäße im Gesicht, eine neurogene Entzündung oder auch
eine Verbreitung von Haarbalgmilben. Betrachtet man die Lokalisierung
der Symptome, so gehört dieses Areal in die Darmreflexzone des Ge-
sichtes. Dies zeigt an, dass Rosazea ein Begleitsymptom eines gestörten
Verdauungssystems ist. Wichtig ist also, eine genaue Beurteilung des
Darms (Stuhllabor) vornehmen zu lassen und auf Nahrungsmittelunverträglichkeiten (Labor) zu testen, um die Ergebnisse in die Behandlung
einfließen zu lassen.

**Tipp:** Eigentlich können Sie eine Rosazea komplett über eine Sanie-
rung des Darms ausheilen. Da Darmtherapien erfahrungsgemäß sehr
lange dauern können, ergibt es Sinn, die Haut in dieser Zeit bestmöglich
zu unterstützen. Kaschieren Sie Ihr Gesicht nicht mit handelsüblichem
Make-up. Damit »kleben« Sie eine Plastikfolie über Ihr Gesicht, und Ihre
Haut wird nicht mehr atmen können und immer heftiger leiden.

▸ Für die tägliche Reinigung und Pflege eignen sich die sechs Präparate des Pflegesets Nr. 9* (siehe Mischhaut bis fettige Haut) hervorragend. Es besteht aus einer seifenfreien Reinigung mit Papayaenzymen, einem Poren verfeinernden Toner mit Erdbeerextrakt, der für ein entspanntes Hautbild sorgt, sowie flüssigem Q10 für die Zellregeneration und eine zusätzliche Versorgung mit Antioxidantien. Wenden Sie das Q10-Gel nur morgens an, abends schützt Sie ein weiteres Gel vor den sichtbaren Folgen von oxidativem Stress. Eine Feuchtigkeitspflege für jeweils morgens und abends fördert den Erneuerungsprozess in der Haut und schützt vor Umwelteinflüssen.

▸ Tragen Sie die Maske Nr. 19* aus grünem marinen Gletscherschlamm drei bis vier Mal pro Woche dünn auf das befallene Areal auf. Sobald sie getrocknet ist, nehmen Sie sie mit viel Wasser wieder ab. Auf ganz natürliche Art absorbiert die Maske abgestorbene Hautschüppchen und zieht Mitesser und sonstige Unreinheiten aus der Haut. Neben ihrer Detoxwirkung reichert sie die Haut mit wertvollen Mineralien und Spurenelementen an und hinterlässt eine wunderbar reine und weiche Haut. Da diese Maske auf natürliche Weise die oberflächliche Durchblutung stark anregt, kann temporär eine Rötung auftreten. Dieser Effekt dient der Hautregeneration und klingt schnell wieder ab.

▸ Sollte Ihre Rosazea Pusteln aufweisen, die einer Akne ähneln, tupfen Sie das Gel Nr. 1* mehrere Male am Tag auf den Bereich auf.

▸ Rosazea-Symptome haben immer eine entzündliche Komponente und lassen einen Antioxidantienmangel vermuten. Besonders die entzündungshemmenden Omega-3-Fettsäuren sind hier eminent wichtig. Der hoch dosierte Grünteeextrakt Nr. 73* hilft, den Körper zu schützen und seine natürliche Abwehr gegenüber freien Radikalen zu stärken. Ein Powerpack aus Vitaminen, Mikro- und Makronährstoffen in Pharmaqualität ist in den Presslingen Nr. 15* enthalten. Es ist für alle geeignet, die nicht die Möglichkeit einer ganzheitlichen Laboruntersuchung haben. Ein Tütchen mit 4 Presslingen plus 2 Kapseln Grünteeextrakt jeweils morgens und abends reichen aus. Behandeln Sie Ihr Gesicht zwei Mal in der Woche mit dem Heimgerät Nr. 55*, dem Spray Nr. 57* und den Gelampullen Nr. 67*.

> Trinken Sie vor der Behandlung ein bis zwei große Gläser Wasser. Wichtig ist, dass tief sitzende Schlacken mobilisiert und gelöst werden. Manche werden im zweiten Arbeitsschritt an die Hautoberfläche gezogen, andere durch das Lymphsystem abtransportiert. Bestücken Sie das Heimgerät mit dem größten Aufsatz. Reinigen Sie Ihr Gesicht mit einem Mittel aus der Serie, die für Ihre Haut momentan geeignet ist. Verteilen Sie den Inhalt der weißen Ampulle auf Gesicht und Hals, und waschen Sie sich anschließend die Hände. Sprühen Sie dann das Gesicht, die Hand, die das Gerät führt, und die Silberplatte des Gerätes mit Nr. 57* ein. Schalten Sie das Gerät auf Stufe 1 ein, und setzen Sie es auf die Wange auf. Es ertönen ein bis drei Pieptöne – die Behandlung startet. Fahren Sie nun langsam das ganze Gesicht ab, ohne den Kontakt zur Haut zu verlieren. Streichen Sie die Wangenpartie in Richtung unterhalb des Ohres entlang (durch die Berührung wird der dortige Lymphknoten aktiviert), unter den Augen in Richtung äußere Stirn und die Stirn in Richtung Haaransatz. Wertvolle Reinigungs- und Nährstoffe werden tief in Ihre Haut geschleust. Nach 2 Minuten ertönt ein dreifaches Piep – die erste Behandlungsstufe ist beendet. Waschen Sie das übrige Gel ab, und reinigen Sie den Geräteaufsatz. Nun verteilen Sie den Inhalt der blauen Ampulle auf Gesicht und Hals und waschen sich anschließend die Hände. Sprühen Sie wieder Ihr Gesicht, das Gerät und die Arbeitshand mit Nr. 57* ein. Schalten Sie das Gerät auf Stufe 2 ein, und setzen Sie es auf die Wange auf. Es ertönen ein bis drei Pieptöne – die Behandlung startet. Fahren Sie wieder langsam das ganze Gesicht ab, ohne den Kontakt zu verlieren. Arbeiten Sie an der Wangenpartie nun zum oberen Ohr hin. Auch bei diesem Arbeitsschritt werden Schlacken aus der Tiefe magnetisch

angesaugt und zudem Nährstoffe in die Haut geschleust. Nach 3 Minuten ertönt ein dreifaches Piep – die zweite Behandlungsstufe ist beendet. Waschen Sie das übrige Gel wieder ab, und reinigen Sie den Geräteaufsatz erneut.

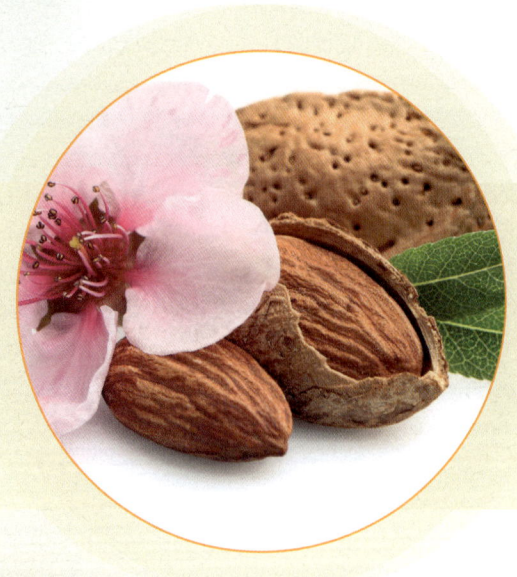

## Akne

Akne ist die am weitesten verbreitete Hauterkrankung und kann in jedem Alter auftreten. Die verschiedenen Schweregrade
zeichnen sich durch Pickel, Papeln, Pusteln,
Fisteln und Furunkel aus. Befallen sind meist
das Gesicht, eventuell der Rumpf, in schweren Fällen auch der übrige Körper. Auch die
Bildung von Narben ist oft eine Begleiter-
scheinung. In meiner langjährigen Praxistätigkeit
habe ich die Behandlung der Akne in äußerlich und
innerlich eingeteilt, nach Ursachen gesucht und um Lösungen gerungen. Eine Aknebehandlung braucht immer Zeit, aber die
Freude, wenn der Zustand sich immer weiter verbessert, ist groß. Um
eine Akne in den Griff zu bekommen, werden den Betroffenen gern
austrocknende Reinigungsmittel (!) angepriesen. Aber Alkohol und der
weitverbreitete Inhaltsstoff Sodium Laureth Sulfate in Waschlotionen
und Shampoos haben einen pH-Wert von 10 und lösen den natürlichen
Säureschutzmantel der Haut auf (siehe S. 31). Dies stimuliert nicht nur
die Talgproduktion und sorgt so für weitere Pickel, die Haut verliert auch
ihre natürliche antibakterielle Wirkung. Sie fühlt sich trocken an und
schreit nach Feuchtigkeit. Wird sie dann mit Creme und Make-up, die
Mineralölderivate und Mikroplastik enthalten, bedacht, verstopfen die
Hautporen, und es bilden sich noch mehr Pickel!

Unsere Außenhaut schützt uns von äußeren Faktoren, und der Darm
bildet im Inneren eine Schutzbarriere gegen körperfremde Stoffe, den
Speisebrei. Die Abgabe von Nährstoffen in den Körper und der Abtrans-

port von Schlacken aus dem Körper geschehen über das Blut durch die halbdurchlässige Darmwand. Außenhaut und Innenhaut gehören also zu demselben Hautbarrieresystem. Aus diesem Grund ist eine Behandlung des Darms immer mindestens so wichtig wie beruhigende und nährende Pflegestoffe für die Haut von außen. Ernährungsfehler und Lebensmittelunverträglichkeiten sind oft die Ursache für eine Akne. Milch und Milchprodukte z. B. enthalten unglaublich starke Wachstumshormone, durch die ein Kalb innerhalb von 2 Jahren von ca. 40 kg bei der Geburt auf ca. 453 kg bei körperlicher Reife heranwachsen kann. Im Vergleich dazu: Der Mensch wiegt bei der Geburt 2 bis 3 kg und bei körperlicher Reife mit 21 Jahren zwischen 45 und 85 kg. Die in der Kuhmilch enthaltenen Wachstumshormone verschlechtern das Hautbild, weil sie eine Überproduktion von Hauttalg auslösen.

Kuhmilch ist für Kälber bestimmt, es ist kein menschliches Nahrungsmittel! Kein anderes Lebewesen trinkt die Muttermilch eines anderen Lebewesens – außer wir Menschen.
Und wir tun es im Erwachsenenalter und obwohl wissenschaftlich bewiesen ist, dass Milch unserem Körper mehr schadet als nutzt. Somit ist eine Laktoseintoleranz nichts anderes als ein logischer Schutz vor einer nicht artgerechten Ernährung!

Aber auch alle glutenhaltigen Getreide wie Dinkel, Weizen oder Roggen bilden die Basis von Darmproblemen. Gluten hält nicht nur unser Brot, unsere Brötchen und unseren Kuchen zusammen, sondern es verklebt auch unsere Darmzotten. Auf Pseudogetreide wie Quinoa, Reis, Hirse und Amaranth zu wechseln, ist der erste wichtige Schritt für eine Heilung des Darms. Eine gründliche Darmsanierung ist dann Erfolg versprechend. Ein kranker Darm wird den Körper nicht mit ausreichend Mikro- und Makronährstoffen versorgen, auch unser Energiepegel, unsere

Regenerations- und Entgiftungsfähigkeit leiden – und dies ist oftmals an der Haut ablesbar! Starke Blutzuckerschwankungen lösen im Stoffwechsel hohe Insulinausschüttungen aus. Da Insulin nicht nur die Androgenproduktion und die damit verbundene Talgproduktion erhöht, sondern vor allem Entzündungsprozesse im Körper initiiert, sollte bei Akne strikt darauf geachtet werden, dass starke Blutzuckerschwankungen vermieden werden. Um die Abheilung von Akne zu erleichtern, ist es empfehlenswert, auf die Lebensmittel zu verzichten, die den Blutzuckerspiegel stark ansteigen lassen. Das sind zumeist zuckerreiche Lebensmittel – also solche mit einer hohen glykämischen Last, z. B. Back- und Teigwaren, weißer Reis, Frühstücksflocken, zuckerhaltige Softdrinks, Eis und Süßigkeiten aller Art. Eine echte Ausheilung von Akne, deren Ursache im Darm liegt, sollte immer aufgrund eines Stuhllabors und einer Analyse bezüglich Nahrungsmittelallergien oder Lebensmittelunverträglichkeiten erfolgen. Sollte dies aus persönlichen Gründen nicht möglich sein, beachten Sie folgenden Tipp: Setzen Sie sich mit dem Konzept der Paleo-Diät (Steinzeiternährung) auseinander, und eliminieren Sie alle Grundallergene wie Milch, Getreide, Fertigprodukte etc. aus Ihrer Nahrung. Wenn Sie dann noch auf Eier verzichten und glutenfreie Pseudogetreide in Ihren Speiseplan integrieren, sind Sie auf der sicheren Seite. Übrigens dauert es nur ca. 10 Tage, eine Gewohnheit zu ändern! Es lohnt sich also, eine Ernährungsumstellung einmal auszuprobieren.

Eindringlich möchte ich auch das Thema »Antibabypille als Lifestyleprodukt« ansprechen. In Deutschland braucht man derzeit ab dem 14. Lebensjahr keine Zustimmung der Erziehungsberechtigten, um sich die Pille verschreiben zu lassen! Leichtfertig wird jugendlichen Mädchen heute oftmals ohne Voruntersuchung, Aufklärung und Warnung dieses Medikament verschrieben. Nur die Frage, ob man lieber weniger Pickel, schönere Haare oder schneller größere Brüste haben möchte, scheint ausschlaggebend zu sein. Alle »Schönheitsmakel« der Pubertät werden einfach weggezaubert. Außerdem wird die Pille heute gern als Lifestyle-produkt getarnt. Man erhält sie zusammen mit schicken Beautybags mit Schminkspiegel oder glitzerndem Schlüsselanhänger. Die Präparate tragen niedliche, sanfte Mädchennamen und sind somit für junge Menschen nur schwer als Medikament mit Risiken und Nebenwirkungen zu erkennen. Thrombosegefahr, Lungenembolien, Schlaganfälle und Brustkrebs – sie alle werden mit der Einnahme der Pille in Verbindung gebracht. Mittlerweile gehört es in psychiatrischen Kliniken zum Standard, bei jungen Frauen, die aufgrund einer psychischen Störung eingeliefert werden, zunächst einmal die Pille abzusetzen. Nach 2 bis 4 Wochen haben sich die meisten Symptome stark abgeschwächt oder sind oft komplett verschwunden. Neben den auf lange Sicht gesundheitlichen Risiken von Antibabypillen gibt es noch einen zweiten Haken an der Sache: Wird die Pille abgesetzt, kehrt der Körper wieder in sein hormonelles Ungleichgewicht wie vor der Einnahme zurück. Da der Körper die hormonelle Balance nie zuvor von sich aus herstellen konnte, kann es vorkommen, dass auch Frauen mit 30 Jahren und älter erneut unreine Haut bekommen, obwohl ihr Darm mehr oder weniger gesund ist.

Die Pille gaukelt eine heile Scheinwelt vor, während darunter eine unterdrückte Akne lauert, die nach dem Absetzen nicht innerhalb weniger Wochen ausgeheilt werden kann. Je nach Gesundheitszustand der Frau und Ausprägung der Akne kann dies viele Monate bis hin zu Jahren dauern. Ist das hormonelle Gleichgewicht auf natürliche Weise hergestellt, so ist die Frau die hormonell bedingte Akne dauerhaft los.

**Tipp:** Aknepickel nach dem 17. Lebensjahr signalisieren immer ein Darmproblem. Eine Heilung kann nur stattfinden, wenn sie sowohl von innen nach außen als auch von außen nach innen erfolgt.

> Die pubertäre Hormonumstellung resultiert bei Jungen wie bei Mädchen oft in einer unkontrollierbaren Talgproduktion der Haut. Nicht Austrocknung, sondern Beruhigung besänftigt die Haut! Das Wirksystem Nr. 13* hat dies zum Ziel. Der seifenfreie Reinigungsschaum dringt tief in die Poren ein. Er löst und beseitigt den Talg und die Ablagerungen, die die Pickel verursachen. Der Toner wirkt beruhigend und mattierend. Er reguliert den Talghaushalt und fördert so einen klaren, glanzfreien Teint. Außerdem schützt und revitalisiert er die Haut. Das leichte Tagesgel mit Mandel- und Salicylsäure sowie dem antioxidativ wirkenden Extrakt des weißen Tees schützt die Haut und hilft ihr, sich von den Spuren alter Pickel zu befreien und zukünftigen vorzubeugen. Alpha-Liponsäure ist ein Antioxidans, das im wässrigen wie im fetten Milieu wirkt. Die Nachtcreme enthält zudem Retinol (Vitamin A) und Salizylsäure. Sie ist ideal geeignet, um in der Nacht die Spuren von Hautunreinheiten zu beheben.

> Tragen Sie ein bis zwei Mal pro Woche abends die Maske Nr. 19* aus grünem Gletscherschlamm auf. Sobald sie getrocknet ist, nehmen Sie sie mit viel Wasser wieder ab. Wenn Sie trocken ist, erkennen Sie dies an kleinen dunklen Punkten. Dort hat der klärende Gletscherschlamm überschüssigen Talg und Hautunreinheiten aus der Haut aufgesogen. Da diese Maske auf natürliche Weise die oberflächliche Durchblutung stark anregt, kann temporär eine Rötung auftreten. Dieser Effekt dient der Hautregeneration und klingt schnell wieder ab. Tragen Sie anschließend eine Nachtcreme Ihrer Wahl auf.

> Eine vitamin- und ballaststoffreiche Ernährung mit vielen aufbauenden Aminosäuren ist für Heranwachsende besonders wichtig. Auch wertvolle Öle und ausreichend Wasser sollten in der Ernährung nicht fehlen, denn sie sind für die Haut wichtig.

▷ **1. und 2. Monat:** Generell gelten bei von Akne geplagter Haut die gleichen Prinzipien für Reinigung und Pflege wie bei Misch- oder fettiger Haut. Die Pflegeprodukte sollten beruhigen, mild reinigen und austrocknen. Die sechs Präparate des Pflegesets Nr. 9* eignen sich hier hervorragend. Das Set besteht aus einer seifenfreien Reinigung, die mithilfe von Papayaenzymen Hautfette aus den Poren, abgestorbene Hautzellen sowie Make-up und Umweltverschmutzungen entfernt, einem Toner mit Erdbeerextrakt, der für verfeinerte und ebenmäßige Poren und folglich für ein entspanntes und frisches Hautbild sorgt, sowie Q10-Gel in einem Pumpfläschchen. Die Q10-Flüssigkeitsbläschen dienen der Zellregeneration und versorgen die Haut optimal mit Antioxidantien. Wenden Sie das Q10-Gel nur morgens an, abends schützt Sie ein weiteres Gel vor den sichtbaren Folgen von oxidativem Stress. Eine Feuchtigkeitspflege für jeweils morgens und abends fördert den Erneuerungsprozess in der Haut und schützt vor Umwelteinflüssen.

▷ Die entzündlichen Prozesse, die eine Akne ausmachen, lassen einen Mikronährstoffmangel vermuten. Besonders die entzündungshemmenden Omega-3-Fettsäuren sind hier eminent wichtig. Ein Powerpack aus Vitaminen, Mikro- und Makronährstoffen in Pharmaqualität ist in den Presslingen Nr. 15* enthalten. Es ist für alle geeignet, die nicht die Möglichkeit einer ganzheitlichen Laboruntersuchungen haben. Ein Tütchen mit 4 Presslingen jeweils morgens und abends reicht aus.

▷ Behandeln Sie Ihr Gesicht zwei Mal in der Woche mit dem Heimgerät Nr. 55*, dem Spray Nr. 57*, den Gelampullen Nr. 67* und den flüssigen Aminosäuren Nr. 25*. Trinken Sie vor der Behandlung ein bis zwei große Gläser Wasser. Es ist wichtig, dass tief sitzende Schlacken mobilisiert und gelöst werden. Manche werden im zweiten Arbeitsschritt an die Hautoberfläche gezogen, andere durch das Lymphsystem abtransportiert. Bestücken Sie das Heimgerät mit dem größten Aufsatz. Reinigen Sie Ihr Gesicht mit einem Mittel aus der Serie, die für Ihre Haut momentan geeignet ist. Verteilen Sie den Inhalt der weißen Ampulle auf Gesicht und Hals, und waschen Sie sich anschließend die Hände. Sprühen Sie dann das Gesicht, die Hand, die das Gerät führt, und die Silberplatte des Gerätes mit Nr. 57* ein. Schalten Sie das Gerät auf Stufe 1 ein, und setzen Sie es auf die Wange auf. Es ertönen ein bis drei Pieptöne – die Behandlung startet. Fahren Sie nun langsam das ganze Gesicht ab, ohne den Kontakt zur Haut zu verlieren. Streichen Sie die Wangenpartie in Richtung unterhalb des Ohres entlang (durch die Berührung wird der dortige Lymphknoten aktiviert), unter den Augen in Richtung äußere Stirn und die Stirn in Richtung Haaransatz. Wertvolle Reinigungs- und Nährstoffe werden tief in Ihre Haut geschleust. Nach 2 Minuten ertönt ein dreifaches Piep – die erste Behandlungsstufe ist beendet. Waschen Sie das übrige Gel ab, und reinigen Sie den Geräteaufsatz. Sprühen Sie wieder Ihr Gesicht, das Gerät und die Arbeitshand mit Nr. 57* ein. Benetzen Sie Ihr Gesicht mit den flüssigen Aminosäuren Nr. 25*. Dies unterstützt den Strukturaufbau der Haut. Nun verteilen Sie den Inhalt der blauen Ampulle auf Gesicht und Hals und waschen sich anschließend die Hände. Schalten Sie das Gerät auf Stufe 2 ein, und setzen Sie es auf die Wange auf. Es ertönen ein bis drei Pieptöne – die Behandlung startet. Fahren Sie wieder langsam das ganze Gesicht ab, ohne den Kontakt zu verlieren. Arbeiten Sie an der Wangenpartie nun zum oberen Ohr hin. Auch bei diesem Arbeitsschritt werden Schlacken aus der Tiefe magnetisch angesaugt und zudem Nährstoffe in die Haut geschleust. Nach 3 Minuten ertönt ein dreifaches Piep – die zweite Behandlungsstufe ist beendet. Waschen Sie das übrige Gel wieder ab, und reinigen Sie den Geräteaufsatz erneut.

> Tragen Sie die Maske Nr. 19* aus grünem marinen Gletscherschlamm drei Mal pro Woche auf, immer an den Tagen, an denen Sie nicht mit dem Heimgerät arbeiten. Sobald die Maske getrocknet ist, waschen Sie sie mit viel Wasser wieder ab. Neben ihrer Detoxwirkung reichert sie die Haut mit wertvollen Mineralien und Spurenelementen an und hinterlässt eine wunderbar reine und weiche Haut. Da diese Maske auf natürliche Weise die oberflächliche Durchblutung stark anregt, kann temporär eine Rötung auftreten. Dieser Effekt dient der Hautregeneration und klingt schnell wieder ab.

▷ **Ab dem 3. Monat** (sollte die Akne noch nicht ganz abgeklungen sein): Behandeln Sie die Haut wie eine normale Pickelhaut. Dafür eignet sich das Wirksystem Nr. 13* als eine wertvolle Fortführung. Sie hat zum Ziel, die Spuren früherer und momentaner Hautunreinheiten zu beseitigen und zukünftigen vorzubeugen, und sorgt zudem für ein ebenmäßiges und reines Hautbild. Der seifenfreie Reinigungsschaum dringt tief in die Poren ein. Er löst und beseitigt den Talg und die Ablagerungen, die die Pickel verursachen. Der Toner wirkt beruhigend und mattierend. Er reguliert den Talghaushalt und fördert so einen klaren, glanzfreien Teint. Außerdem schützt und revitalisiert er die Haut. Das leichte Tagesgel mit Mandel- und Salicylsäure sowie dem antioxidativ wirkenden Extrakt des weißen Tees schützt die Haut und hilft ihr, sich von den Spuren alter Pickel zu befreien und zukünftigen vorzubeugen. Alpha-Liponsäure ist ein Antioxidans, das im wässrigen wie im fetten Milieu wirkt. Die Nachtcreme enthält zudem Retinol (Vitamin A) und Salizylsäure. Sie ist ideal geeignet, um die Zeichen früherer Aknepickel zu vermindern. Tragen Sie weiterhin zwei Mal pro Woche die grüne Maske auf. Wenden Sie auch das Heimgerät weiterhin zwei Mal pro Woche an.

▷ **Ab dem 4. Monat** (die Akne ist abgeklungen, hat aber Narben hinterlassen): Das abschließende Ziel ist es, die ehemals betroffene, zum Teil vernarbte Haut wieder in eine glatte Haut zu verwandeln. Neue glatte, narbenfreie Hautzellen sollen die alten ersetzen. Dies ist das Wirkprinzip der fünf Produkte der Anschlussserie für die betroffene Haut Nr. 37*. Verteilen Sie zunächst etwas Reinigungspaste auf der leicht feuchten Gesichtshaut, schäumen Sie die Paste anschließend mit nassen Händen auf, und lassen Sie sie ein paar Minuten lang einwirken. Das Vitamin C in der Reinigungspaste wird durch das Wasser aktiviert und entfaltet seine ganze antioxidative Fähigkeit. Anschließend tragen Sie nacheinander Spray, Serum und Tages- bzw. Nachtpflege auf die Haut auf. Die Haut hat nun die Chance, sich zu straffen, die Poren werden kleiner und feiner. Tragen Sie weiterhin ein Mal pro Woche die grüne Maske auf. Wenden Sie auch das Heimgerät weiterhin zwei Mal pro Woche an.

Vor einiger Zeit kam ein Mann in meine Praxis, der schon sein ganzes Leben lang Akne im Gesicht und am Rücken hatte. Sein Vater, der Allgemeinmediziner ist, hatte ihm immer wieder Antibiotika verschrieben. Doch der Erfolg war nur mäßig gewesen und hatte auch nie lange angehalten. Eine strikte Nahrungsmittelumstellung auf Paleo-Ernährung, darmreinigende und -aufbauende Mittel und das zuvor genannte Programm haben sein Gesicht wunderbar abgeklärt. Die grüne Maske hat er ebenfalls am Rücken angewendet. Der Mann sieht heute blendend aus und wird für immer auf Getreide und Milchprodukte verzichten. Auch mit Anfang 40 kann eine Akne also noch wunderbar abklingen.

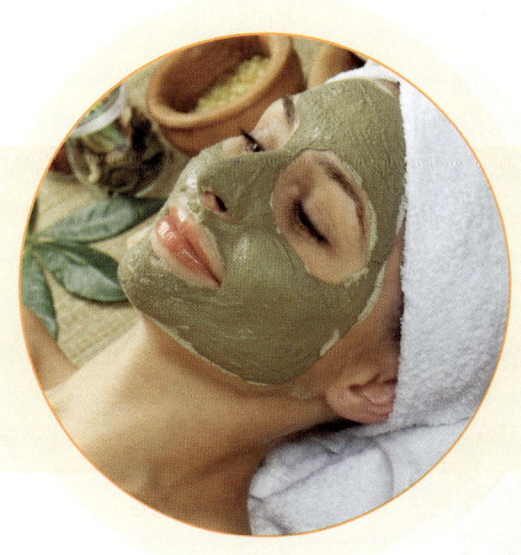

# Pergamenthaut und Strahlenschäden im Gesicht

Ist die Haut extrem trocken, dünn, kaum elastisch und so durchsichtig, dass sich Adern unter ihr abzeichnen, nennt man dies Pergamenthaut. Auch Strahlenschäden (durch UV-B-Strahlen und therapeutische Bestrahlung) hinterlassen oftmals die Haut so dünn, dass kaum noch ein Säureschutzmantel besteht. Die Melaninproduktion hat dann nahezu keine Chance, und die Haut ist eher rosa und sehr sonnenlichtempfindlich. Diese pergamentartige Haut ist kaum in der Lage, eine Creme zu verkraften. Dafür braucht sie erst einmal eine robustere Struktur und sehr viel Feuchtigkeit.

**Tipp:** Tragen Sie an sonnigen Tagen immer einen Sonnenhut. Sie können auch eine Sonnencreme verwenden, wenn dies Ihre Haut nicht überfordert.

## LÖSUNGEN FÜR PERGAMENTHAUT

▷ Zellverdichtung, Strukturaufbau, Normalisierung und Harmonisierung des Hautstoffwechsels sind hier das oberste Gebot. Zunächst arbeiten Sie über einen längeren Zeitraum mit dem Kombipräparat Nr. 24*, einem ultrazarten Reiniger und Toner. Dieser zarte Reinigungsschaum mit integriertem Toner bereitet Ihre Haut für die Aufnahme der strukturaufbauenden Aminosäuren vor, während Ihre Haut sanft von Umweltbelastungen gereinigt wird. Es beinhaltet auch die Alterungsbremse, sodass weiteren Schäden vorgebeugt wird.

▷ Anstatt eine Creme zu verwenden, sprühen Sie die flüssigen Aminosäuren Nr. 25* auf das Gesicht, den Hals und das obere Dekolleté. Die 16 Aminosäuren in flüssiger Form helfen, neue Hautzellen zu bilden.

▷ Morgens verteilen Sie etwas gelartiges Coenzym Q10 Nr. 26* und abends das antioxidative und hautnährende Gel Nr. 27* auf die vorbereitete Haut. Um den Feuchtigkeitsspiegel der Haut aufzubauen und zu bewahren, ist es sinnvoll, auch während des Tages immer wieder die Haut mit flüssigem, zartem Hyaluron Nr. 40* einzusprühen.

▷ Der Aufbau der Haut braucht Zeit, haben Sie also Geduld! Wenn Ihre Haut an Stabilität gewonnen hat, ist die individuelle Hautpflege Nr. 21* die sicherste Möglichkeit, Ihre Haut zu schützen, zu nähren und weiter aufzubauen. Wählen Sie ganz individuell und je nach Jahreszeit den integrierten Sonnenschutz, die Nährstoffunterstützung und den Feuchtigkeitsgehalt. Duftstoffe werden Sie sicherlich meiden, aber Sie haben ja die Wahl. Sie können die Rezepturen monatlich verändern, je nach Ihren Bedürfnissen.

▷ Eine zusätzliche Möglichkeit, den Hautaufbau von innen heraus zu unterstützen, sind spezifische Nahrungsergänzungsmittel in Pharmaqualität. Ein Powerpack aus Vitaminen, Mikro- und Makronährstoffen in Pharmaqualität ist in den Presslingen Nr. 15* enthalten. Es ist für alle geeignet, die nicht die Möglichkeit einer ganzheitlichen Laboruntersuchung haben. Ein Tütchen mit 4 Presslingen jeweils morgens und abends reicht aus.

Als ich meine gute Freundin Hanna kennenlernte, bekam sie gerade regelmäßig eine UV-Strahlentherapie als antientzündliche lokale Behandlung gegen ihre Neurodermitis. Nach jeder Bestrahlung sah ihr Gesicht aus, als hätte sie einen heftigen Sonnenbrand. Mit der Zeit wurde ihre Haut immer pergamentartiger und alterte extrem schnell. Gemeinsam haben wir herausgefunden, dass hautaufbauende und pflegende Cremes nicht aufgenommen werden konnten. Erst das Auftragen von flüssigeren Produkten brachte den Durchbruch!

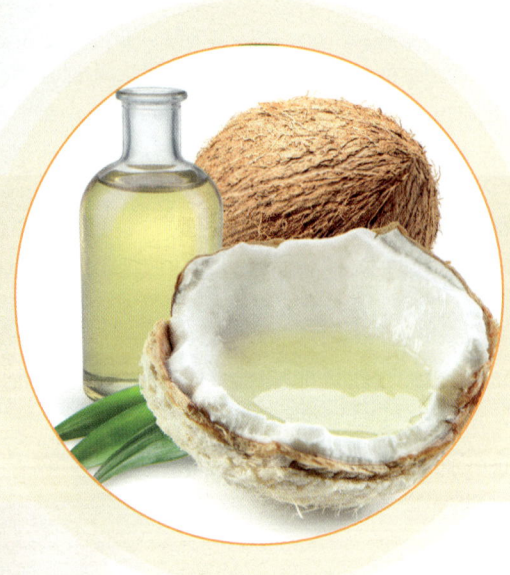

## Sonnenbrand

Zu viel UV-Strahlung fördert die Hautalterung, allerdings braucht unser Körper auch Sonnenlicht, um das lebenswichtige Vitamin D3 zu synthetisieren. Bei Sonnenbrand ist also die Dosierung das A und O. Bedecken Sie Ihre Haut nicht gleich beim ersten Sonnenstrahl mit Sonnencreme. Wenn Sie aber sonnenbaden oder sehr empfindliche Haut haben, ist es eminent wichtig, sie zu schützen. Der natürlichste Sonnenschutz ist die eigene Bräune! Carotin unterstützt die körpereigene Melaninbildung in der Haut. Dies ist besonders wichtig für Menschen, die angeblich nie braun werden, sondern immer gleich erröten. Eine gebräunte Haut ist generell etwas trockener, darum sollte die Feuchtigkeitspflege als Teil der äußeren Hauternährung nicht vergessen werden.

**Tipp:** Ein Sonnenhut, ein lockeres Hemd und eine der Sonnenintensität angepasste, gute Sonnencreme sind die Standardausrüstung für jeden längeren Aufenthalt in der Sonne.

### LÖSUNGEN BEI SONNENBRAND

> Bauen Sie den Carotingehalt in Ihrem Körper am besten vor dem Sommer oder 14 Tage vor einem Urlaub in einer sonnenreichen Gegend auf. Täglich purer Karottensaft, frisch gepresst mit ein wenig Öl, ist die ideale Sonnenurlaubsvorbereitung. Sollte sich das als schwierig erweisen, ersetzen dies die Tropfen Nr. 22*. Nehmen Sie pro Tag 4–6 Tropfen am besten pur auf die Zunge – das reicht schon aus.

> Ein Sonnenhut, ein lockeres Hemd und Sonnencreme Nr. 23* mit LSF 35 bzw. bei empfindlicher Haut Nr. 41* mit LSF 50* sollten beim Sonnenbaden immer dabei sein.

> Falls Sie doch einmal zu viel Sonne abbekommen haben, kühlt und lindert das Gel Nr. 18* die Schäden. Es enthält heilende Aloe vera und Panthenol, das die Zellregeneration fördert und mit Hyaluron für Feuchtigkeit sorgt. Auch bei sonstigen leichten Verbrennungen sollten Sie das Gel Nr. 18* immer als Erste Hilfe zur Hand haben!

> Denken Sie daran, dass Ihre Haut immer eine gründliche, nicht fettende Feuchtigkeitspflege braucht. Die mit natürlichen Antioxidantien versehene Rezeptur Nr. 30* fördert dank Baobab-Fruchtextrakt und Sheabutter die natürliche Rückfettung unserer Körperhaut.

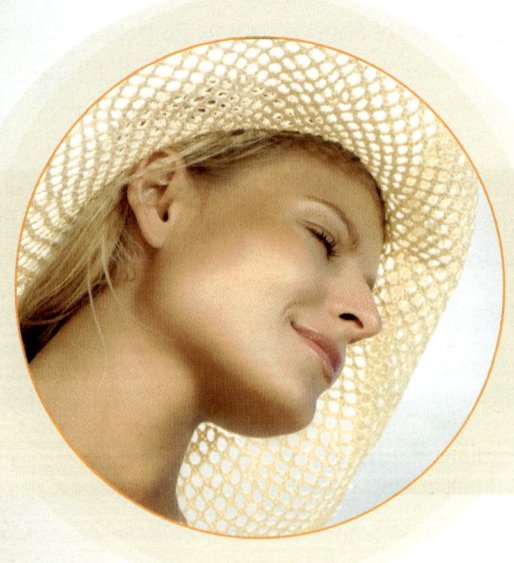

## Schwangerschaftsstreifen, Cellulite und Reiterhosen

Wenn Frauen für Schwangerschaften und Geburten nicht außerordentliche körperliche Voraussetzungen hätten, wäre die Menschheit längst ausgestorben. Zusätzliche Fettdepots als Nahrungsreserven und die besondere Flexibilität der Haut, um Kinder austragen und gebären zu können, sind von Natur aus clever angelegt. Aber genau dieses Stoffwechselphänomen kann auch zu Cellulite oder Reiterhosen führen. Hauptsächlich Frauen leiden unter diesen Fetteinlagerungen an den Oberschenkeln. Der Anteil an Fettgewebe in der weiblichen Haut ist deutlich größer als in der männlichen Haut. Die Bindegewebsstrangkammern verlaufen bei Frauen zudem senkrecht, bei Männern quer. Jede dieser Kammern beherbergt eine Vielzahl an Fettzellen, die von den Scheidewänden des Bindegewebes in der Unterhaut begrenzt werden. Im Falle einer Überfüllung dieser Fettkammern kommt es zu einer Auswölbung in Richtung Leder- und Oberhaut. Diese Auswölbungen, wenn sie extrem stark ausfallen, bewirken das veränderte Erscheinungsbild der Oberhaut, die Dellen, Wellen oder Buckeln der Orangenhaut. Nicht nur die weibliche Anatomie begünstigt die Entstehung von Cellulite, auch Umweltbelastungen und Übergewicht können sie verursachen. Grundsätzlich gilt: Je stärker der zwischenzelluläre Raum, der Pischinger Raum, mit Schlacken belastet ist, desto schneller bildet sich Cellulite. Je mehr Umweltgift durch Rauchen, Konservierungsstoffe, Farbstoffe, Mikroplastik oder Schwermetalle im Körper ein Depot brauchen, desto mehr Fettzellen bildet der Körper.

Je ausgeprägter die Stoffwechselstörung HPU (Hämopyrrollaktamurie, siehe S. 134) in jüngeren Jahren ist, desto eher entstehen Dehnungsstreifen. Die sichtbaren Risse des Unterhautgewebes können dann schon bei der Entwicklung der weiblichen Brust in Erscheinung treten. Dehnungsstreifen treten sonst vornehmlich in der Schwangerschaft auf, wenn sich die Haut am Bauch extrem dehnt.

Echte Fettschwellungen (Lipödeme) haben gegenüber der Cellulite immer einen entzündlichen Aspekt. Die Symptome treten stets beidseitig an Beinen und Armen auf, die Durchblutung der kleinsten Gefäße im Körper ist gestört. Die Blutgefäße lassen dann zu viele Eiweiße ins Gewebe sickern. Dessen Fähigkeit, viel Wasser zu speichern, führt zu den ausgeprägten Schwellungen. Zwar versucht das Lymphsystem, die Eiweißmengen abzutransportieren, aber ab einem gewissen Punkt gelingt das nicht mehr. In der Folge treten chronische Entzündungsprozesse auf, die das Fettgewebe verhärten und zum Teil starke Schmerzen auslösen können. Lipödeme gehören nur bedingt zum Stoffwechsel des übrigen Körpers, denn diese Fettdepots bieten dem Körper keine Energiereserven. Dadurch reagieren sie auch nicht auf Sport (der in vielen Fällen sogar kontraindiziert ist!). Über eine strikt antientzündliche Ernährung und die Behandlung über die Haut lässt sich die Situation verbessern.

Dehnungsstreifen sind echte Risse in der Unterhaut. Stellen Sie sich vor, die Haut sei wie ein Gummiband. Wenn das Gummiband zu schnell überdehnt wird und gleichzeitig seine Elastizität eingeschränkt ist, entstehen Risse. So verhält es sich auch bei Dehnungsstreifen. Ihre leicht rötliche Farbe wird durch die rötlich schimmernden Blutgefäße in der Unterhaut hervorgerufen. Um Dehnungsstreifen zu mildern, muss das

Unterhautgewebe geheilt werden, sodass wieder eine glatte Fläche entsteht. Die pulsierenden Heilströme des Körpergerätes plus die Tiefenwirkung der Produkte haben sich hier bewährt.

**Tipp:** Es lohnt sich auf jeden Fall, sich mit dem Thema HPU (Hämopyrrollaktamurie, siehe S. 134) zu beschäftigen!

normale Haut

Cellulite

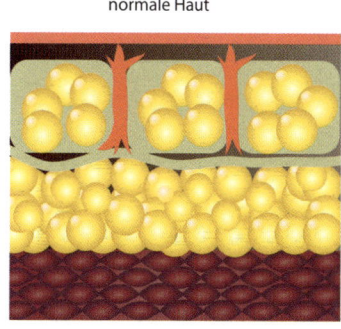
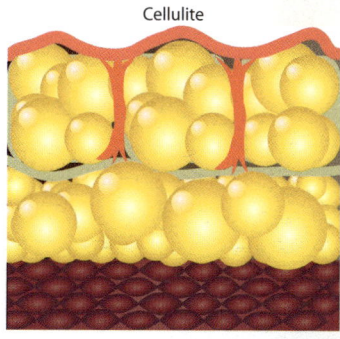

## ! LÖSUNGEN FÜR DEHNUNGSSTREIFEN, CELLULITE UND LIPÖDEME

> Sie brauchen ein Heimgerät Nr. 56* für den Körper.

> Sprühen Sie den Bereich vorbereitend mit Hyaluronspray Nr. 40* ein. Flüssiges Hyaluron sorgt für eine bessere Feuchtigkeitsstruktur auf und in der Haut. Tragen Sie eine dünne Schicht der ethnobotanischen Rezeptur Nr. 38* auf den betroffenen Hautbereich auf. Wilde Minze, Rosskastanie und Eukalyptus sorgen dafür, dass Schlackendepots besser gelöst und abtransportiert werden können. Tragen Sie nun großzügig das Gel Nr. 39* auf, und waschen Sie sich danach die Hände. Dieses Gel beinhaltet die Pflanzenextrakte Laminaria Digitata (auch »Fingertang« genannt), das zum Fettabbau dient, und Theobromin, das ein bestimmtes Enzym in den Fettzellen blockiert. Auf diese Weise wird

der Fettabbau aktiviert, was ein konturiertes und glattes Aussehen fördert. Schalten Sie das Körpergerät ein, und sprühen Sie etwas Hyaluronspray Nr. 40* auf die Führungshand und auf die Silberseite des Gerätes. Legen Sie danach das Gerät auf die betroffene Stelle, und stellen Sie es an. Das Gerät wird ein- bis dreimal piepsen und Ihnen so den aktuellen Feuchtigkeitsgrad der Hautstelle anzeigen. Das Piepsen wird sich innerhalb der nächsten 5 Minuten wiederholen, um anzuzeigen, dass Hautkontakt besteht und das Gerät arbeitet. Gleiten Sie nun, eventuell mit sanftem Druck, in kleinen kreisenden Bewegungen mit dem Körpergerät sanft über den gesamten betroffenen Bereich. Das Gerät schaltet sich nach 5 Minuten automatisch ab. Entfernen Sie nach der Behandlung das Gel mit einem feuchten Waschlappen. Cremen Sie den Bereich anschließend mit der Creme Nr. 14* ein. Sie enthält Pflanzenextrakte, die helfen, freie Radikale zu neutralisieren und das Auftreten von Cellulite zu mindern. Honigextrakte glätten die Haut, und Hyaluronsäure bewahrt den optimalen Feuchtigkeitsgehalt. Wiederholen Sie die Anwendung so lange täglich, bis Sie mit dem Ergebnis zufrieden sind.

▸ Weiches Bindegewebe, das als zusätzliches Depot für Schlackenstoffe dient, braucht dringend Antioxidantien, um die eigene Reinigungskapazität hochzufahren und eine weitere Schlackenbildung zu vermeiden. Das Powerpack aus Vitaminen, Mikro- und Makronährstoffen in Pharmaqualität ist in Nr. 15* enthalten. Der hoch dosierte Grünteeextrakt Nr. 73* hilft, den Körper zu schützen und seine natürliche Abwehr gegenüber freien Radikalen zu stärken. Er ist für alle geeignet, die keine Möglichkeit für ganzheitliche Laboruntersuchungen haben. Ein Tütchen mit 4 Presslingen plus je 2 Kapseln Grünteeextrakt morgens und abends sind ausreichend.

Meine Freundin und Anti-Aging-Expertin Sissi rät dazu, bei den unbeliebten »Kimonoarmen«, die sich leider irgendwann im Leben einer Frau einschleichen, die gleiche Behandlung wie für Cellulite durchzuführen. Messen Sie vor und nach der Behandlung den Umfang Ihrer Arme – das Ergebnis wird Sie verblüffen!

# Besenreiser

Je weiter entfernt vom Herzen, je oberflächlicher die Blutgefäße gelegen sind und je langsamer der Blutfluss ist, desto eher kommt es zu einem Stau, zerplatzen rote Blutkörperchen und lagern sich in den engen Blutgefäßen ab. Das freigesetzte Eisen verursacht die sichtbare Rotfärbung. Besenreiser sind nicht gefährlich, aber ein deutliches Zeichen für eine entstehende Durchblutungsstörung in der Mikrozirkulation.

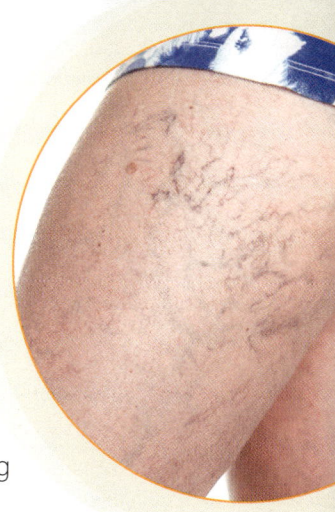

**Tipp:** Veröden heißt zerstören. Reparieren ist viel eleganter!

## LÖSUNG FÜR BESENREISER

▸ Sie brauchen ein Heimgerät Nr. 56* für den Körper.

▸ Diese kleinen Staugefäße liegen oberflächlich und sind leicht zu entleeren. Sprühen Sie den Bereich vorbereitend mit Hyaluronspray Nr. 40* ein. Flüssiges Hyaluron sorgt für eine bessere Gleitfähigkeit. Arbeiten Sie weiträumig um die betroffene Stelle die Creme Nr. 38* ein. Diese ethnobotanische Rezeptur mit frischer wilder Minze, Rosskastanie und Eukalyptus sorgt dafür, dass die Schlacken in den kleinen Blutgefäßen gelöst werden. Tragen Sie dann das Gel Nr. 39* großzügig darüber auf, und waschen Sie sich anschließend die Hände. Sprühen Sie etwas Hyaluronspray Nr. 40* auf die Führungshand und die Silberseite des Gerätes. Legen Sie das Gerät auf die betroffene Stelle, stellen Sie es an, und bearbeiten Sie das Gebiet in kleinen Bewegungen. Das Gerät schaltet sich nach 5 Minuten automatisch ab. Wiederholen Sie die Anwendung so lange täglich, bis die Haut keinerlei Besenreiser mehr aufweist.

Meine Bekannte Wiebke, die Fußpflegerin ist, schwört auf diese Zusatzbehandlung mit dem Heimgerät Nr. 56*. So verlassen die Kunden ihren Salon nicht nur mit gepflegten Fußnägeln, auch die Besenreiser werden bearbeitet. Die anfängliche Scheu vor batterie-betriebenen Geräten verschwindet schnell, wenn die Kunden die Ergebnisse sehen.

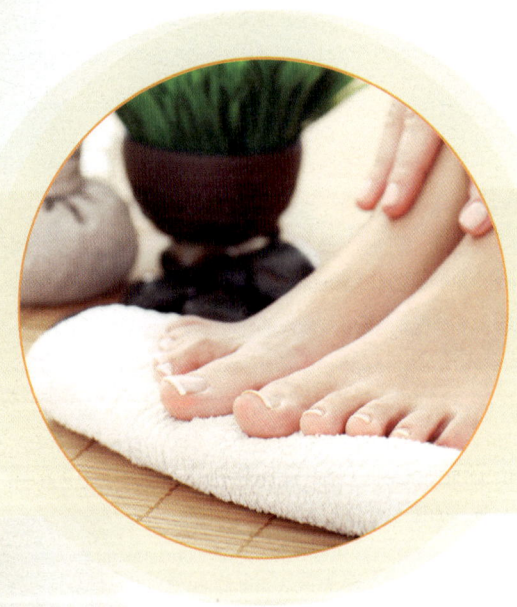

## Schuppenflechte (Psoriasis)

Bei der Schuppenflechte, auch Psoriasis genannt, handelt es sich um eine chronisch-entzündliche, nicht ansteckende Hauterkrankung. Sie zählt zu den Autoimmunerkrankungen, denn das Immunsystem greift körpereigenes Gewebe – in diesem Fall die Hautzellen – an und zerstört sie auch. Als Reaktion darauf steigt die Bildung neuer Hautzellen rasant an. Normalerweise benötigt die Haut etwa 4 Wochen, um sich zu erneuern, bei einer Psoriasis läuft dieser Prozess innerhalb von 3 bis 4 Tagen ab.

Die Haut produziert nicht nur zu schnell neue Zellen, sie stellt auch zu viele her. Eine normale Hornschicht kann sich nicht ausbilden, stattdessen entstehen meist lokal weißliche Schuppenareale. Meiner Erfahrung nach ist bei einer Schuppenflechte häufig eine nicht ausgeheilte Scharlacherkrankung beteiligt. Dies lässt sich über feinstoffliche Testverfahren sowie durch eine Untersuchung im Labor überprüfen. Außerdem sollte abgeklärt werden, ob die Konzentration der Mikronährstoffe inklusive Vitamin D und Omega-3-Fettsäuren ausreichend hoch ist und ob Entgiftungsblockaden vorliegen. Zudem ist es wichtig, die Leber bei ihrer Arbeit zu unterstützen. Der Darm trägt erfahrungsgemäß immer eine Mitverantwortung für eine Schuppenflechte. Ein Stuhllabor und entsprechende Maßnahmen gehören für mich zur inneren Therapie dazu. Eventuelle Impfschäden und Schwermetallbelastungen sind ebenfalls zu untersuchen und zu therapieren.

**Tipp:** Gehen Sie Psoriasis immer zugleich von innen nach außen sowie von außen nach innen an.

▷ Öle, Silikone und zu basische, den pH-Wert der Haut zerstörende Reinigungs- und Pflegeprodukte sind bei Schuppenflechte kontraindiziert! All diese Schadstoffe sind Gift für die Haut. Da die Haut in der Lage sein muss, alle abgestorbenen Hornzellen so schnell wie möglich loszuwerden, dürfen diese nicht mit Ölen oder Silikonen aneinandergeklebt werden. Ist der pH-Wert der Haut zu basisch, regt dies die Haut zu einer schnellen Hornzellenproduktion an, anstatt sie zu beruhigen. Daher eignet sich für die Hand- und die Körperwäsche die ethnobotanische Rezeptur des Waschblocks Nr. 5*. Diese Rezeptur entfernt gründlich Schmutz, überschüssiges Hautfett und andere Verunreinigungen – und das ganz ohne Seife! Sie glättet die Haut durch einen sehr sanften Peelingeffekt und hinterlässt ein frisches und sauberes Gefühl.

▷ Nach dem Duschen ist Hauternährung angesagt. Die ethnobotanische Rezeptur von Nr. 30* enthält wertvolle regenerative Nährstoffe wie Sheabutter und Baobab-Fruchtextrakt. Beide Inhaltsstoffe wirken auf natürliche Weise feuchtigkeitsspeichernd, antioxidativ und pflegend. Cremen Sie den gesamten Körper damit ein.

▷ Tragen Sie morgens zunächst das goldgelbe, flüssige Coenzym Q10 Nr. 26* auf, und arbeiten Sie es sanft ein. Cremen Sie anschließend, wenn die Flüssigkeit kurz eingezogen ist, die betroffenen Hautstellen mit Nr. 33* ein. Diese ethnobotanische Rezeptur enthält u. a. gemahlenen Nelkenpfeffer, der in Südamerika schon seit Generationen gegen trockene, spröde oder rissige Haut verwendet wird. Interessanterweise beruhigt, nährt und pflegt genau diese Rezeptur auch die von Neurodermitis betroffenen Hautstellen. Sollten diese besonders groß oder sehr trocken sein, können Sie sich eine aus Nr. 33* und Nr. 18* herstellen und diese auftragen. Die in Nr. 18* enthaltenen Wirkstoffe Aloe vera, Panthenol und Hyaluron unterstützen den durch Nr. 33* eingeleiteten Heilungsprozess zusätzlich.

> Cremen Sie die von Schuppenflechte betroffenen Hautstellen mehrmals am Tag mit Nr. 33* (oder mit der Mischung mit Nr. 18*) ein.

> Abends, nach der Reinigung mit dem Waschblock Nr. 5*, cremen Sie Ihren Körper wieder mit der Körperbutter Nr. 30* ein. Tragen Sie danach das Gel Nr. 27* dünn auf die betroffenen Hautstellen auf. Dieses auf Olivenölbasis mit Kamille, Lavendel und Orangenextrakten angereicherte Gel wird stark antioxidativ und unterstützt die Normalisierung der betroffenen Haut von außen. Anschließend können Sie wieder Nr. 33* (oder die Mischung mit Nr. 18*) auftragen.

> Einer verminderten inneren Entgiftungskapazität sollten Sie auf jeden Fall entgegenwirken. Zeolith, feinst gemahlen und sauberen Ursprungs, hilft dem Körper, sich innerlich zu reinigen. Nehmen Sie das Pulver, z. B. Nr. 74*, täglich zu sich, indem Sie es in ausreichend Wasser geben und trinken. Auch Nahrungsergänzungsmittel sind ein Muss. Das Powerpack aus Vitaminen, Mikro- und Makronährstoffen in Pharmaqualität ist in Nr. 15* enthalten. Es ist für alle geeignet, die keine Möglichkeit für ganzheitliche Laboruntersuchungen haben. Ein Tütchen mit 4 Presslingen plus je 2 Kapseln morgens und abends sind ausreichend.

Meine liebe Freundin Annerose war bass erstaunt, in welcher Geschwindigkeit alle betroffenen Hautstellen mithilfe dieser Pflegemittel abheilten. Zusehens wurde ihre Haut wieder stabiler. Sie hatte bis dahin Cortisonsalben verwendet, die die Haut so dünn hinterlassen hatten, dass der kleinste Stoß sie zum Aufreißen brachte.

## Neurodermitis

Die nicht ansteckende Hauterkrankung Neurodermitis ist eine Nervenentzündung in der Haut. Im Gegensatz zur Schuppenflechte jucken die befallenen Haustellen. Bei einer Neurodermitis entwickelt sich schnell eine fatale Juck-Kratz-Spirale: Die Haut ist innerlich entzündet und juckt, Kratzen lindert die Qual, der Juckreiz kehrt wieder – oft noch stärker, weil die Haut durch Kratzen weiter geschädigt wurde. Zugleich wird das Immunsystem eingeschaltet, und die körpereigene Abwehr sendet T-Zellen in die Haut aus. Diese Zellen verursachen eine Ausschüttung von Entzündungsbotenstoffen, die wiederum bestimmte Nervenfasern reizen und weiteren Juckreiz verursachen. Das Kratzen sorgt dafür, dass immer mehr Botenstoffe freigesetzt werden, was zum Ergebnis führt, dass es stärker juckt. Eindringlinge können über die entzündete und geschädigte Haut sehr leicht ins Körperinnere gelangen, z. B. Chemikalien, Bakterien, Viren und Pilze, was sehr unangenehme Folgen haben kann. Neurodermitis kommt meist wiederkehrend und in Schüben. Bei einer Neurodermitis gilt es auch immer zu überprüfen, ob eine Entgiftungsstörung vorliegt. Auch ein komplexer Vitamin-B-Mangel, ein generellerer Mikronährstoff- und Antioxidantienmangel oder eine Schwermetallbelastung können vorliegen und eine Neurodermitis verursachen.

**Tipp:** Damit die Hautstellen abheilen können, ist es wichtig, das Jucken in den Griff zu bekommen. Hier bedarf es einer achtsamen Ganzkörpersanierung. Auch eine histaminfreie Ernährung ist ein guter Anfang.

## LÖSUNGEN UND GANZKÖRPERPFLEGE BEI NEURODERMITIS

> Duschgel und Shampoo müssen öl-, parfüm- und seifenfrei sein, denn auch der Säureschutzmantel und pH-Wert der Haut spielen bei der Gesundung eine große Rolle. Daher ist für die tägliche Reinigung des Körpers das milde Shampoo Nr. 43* mit Hibiskusblütenextrakt gut geeignet. Konzipiert ist diese ethnobotanische Rezeptur für die Haut von Babys, es reinigt aber auch Haut und Haar von Erwachsenen besonders schonend. Für den Körper eignet sich der Waschblock Nr. 5*, dessen sanfter Peeling-Effekt die Haut von abgestorbenen Hornschichten befreit. Wenn Sie anschließend Ihren Körper noch mit Nr. 30* eincremen, erhält die Haut auf natürliche Weise Schutz und Feuchtigkeit.

> Für die betroffenen Stellen gilt es, die Problematik von Jucken, Hitze, Spannungsgefühl, Feuchtigkeitsverlust und Nervenreizung zu lindern. Eine bewährte Mischung stellen Sie zu gleichen Teilen aus Nr. 18* Aloe vera, Nr. 35* und dem genialen Feuchtigkeitsspender Nr. 36* mit Kukuinusöl und Wiesenschaumkrautsamenöl her. Tragen Sie die Mischung mehrmals am Tag auf die betroffenen Hautstellen auf.

> Wenn Ihre Haut keine offenen Stellen aufweist, ist sie dankbar für ein wöchentliches sanftes Peeling mit Gel Nr. 28*. Peelen Sie unter der Dusche, die umweltfreundlichen, gemahlenen Walnussschalen in diesem Gel befreien Ihren Körper von abgestorbenen

Hautschüppchen. Ihre Haut wird gut durchblutet, Schlacken werden besser abgetragen, und junge frische Hautzellen können gleichmäßig nachwachsen.

▷ Generell sollten Sie Ihre Haut nach jedem Duschen mit der Körperbutter Nr. 30* nähren. Sheabutter und Baobab-Fruchtextrakte füllen den Feuchtigkeitsspeicher in der Haut wieder auf, die antioxidative Wirkung sorgt für Hautschutz. Ein nicht uninteressanter Nebeneffekt ist die natürliche insektizide Kraft, denn bei jedem Neurodermitiker sind Insektenstiche eine Katastrophe.

▷ Neurodermitiker, die keine Möglichkeit für eine individuell laborgestützte Mikronährstoffanalyse haben, können Nahrungsergänzungsmittel einsetzen. Das Powerpack aus Vitaminen, Mikro- und Makronährstoffen in Pharmaqualität ist in Nr. 15* enthalten. Es ist für alle geeignet, die keine Möglichkeit für ganzheitliche Laboruntersuchungen haben. Ein Tütchen mit 4 Presslingen morgens und abends sind ausreichend.

Meiner Freundin Barbara gelang es recht zügig, ihre Neurodermitis zum Abklingen zu bringen. Seitdem schwört sie auf die erwähnten Nahrungsergänzungsmittel. Die Rezepturen für die Hautheilung braucht sie heute kaum noch, dennoch erzählt sie jedem ganz begeistert von füllstofffreien Hautpflegemitteln – auch gern drei Mal!

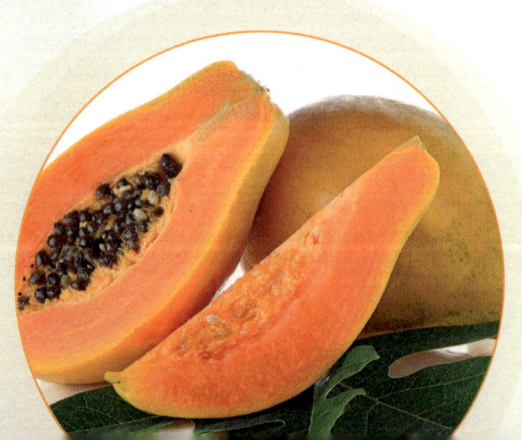

## Hornhaut

An den Fußsohlen, insbesondere im Ballen- und Fersenbereich, ist die Hornschicht stärker ausgeprägt als am übrigen Körper, weil sie die darunterliegenden Gewebeschichten vor Belastung und äußeren Einflüssen schützt. Die Bildung von Hornhaut gehört somit zur normalen Schutzreaktion der Haut. Bei stärkerer Ausprägung kann sie allerdings nicht nur als unschön empfunden werden, sondern auch Druckschmerz beim Gehen auslösen. Wird die Hornhaut lokal extrem dicht, trocknet sie an den äußeren Schichten aus, verliert an Elastizität und gewinnt an Spannung, was wiederum zu Einrissen führen kann. Wer einmal diese Einrisse hatte, weiß, wie sehr diese bei jedem Schritt schmerzen.

**Tipp:** Das Abhobeln von Hornhaut verletzt häufig das Hautgewebe und macht die Partie besonders berührungsempfindlich.

### LÖSUNG FÜR HORNHAUT

▷ Gemahlener Nelkenpfeffer wird traditionell von indigenen Völkern Mittelamerikas gegen trockene, rissige oder gerötete Haut an Fersen, Zehen und Fußseiten angewendet. Nelkenpfeffer zusammen mit dem Hornschwielen auflösenden Papainenzym aus der Papaya und den feuchtigkeitsspendenden Inhaltsstoffen von Nr. 33* lassen die Hornhaut innerhalb weniger Tage verschwinden – ganz ohne Hobel und Schnittverletzungen. Dieses Mittel eignet sich auch bei Häutchenbildung an den Fingernägeln. Cremen Sie die betroffenen Stellen zwei Mal pro Tag ein. Die Creme fettet nicht und zieht sehr schnell ein!

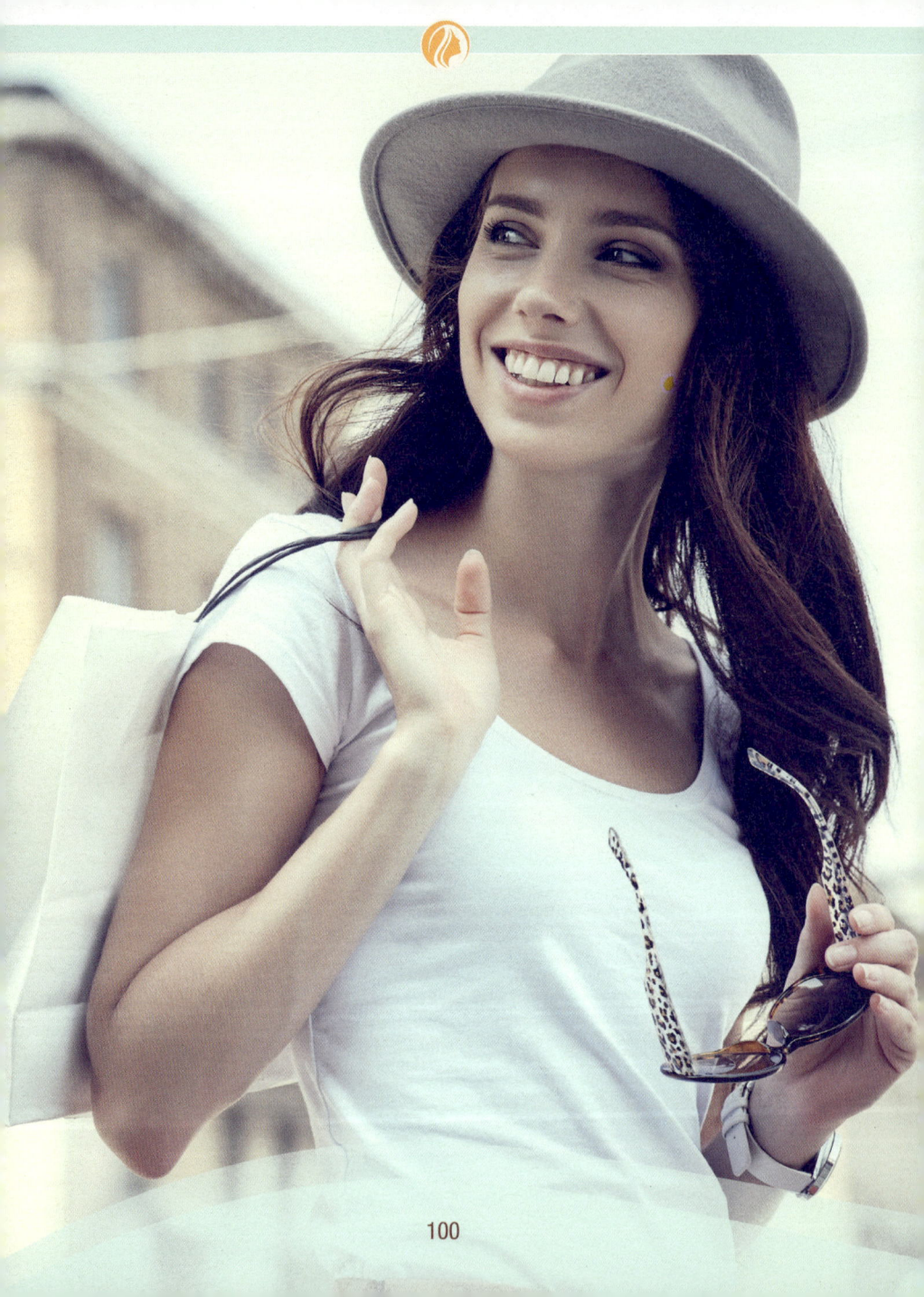

# Volles und gesundes Haar

So verschieden wie wir Menschen sind auch unsere Haare. Glatt oder kraus, fein oder kräftig, schütter oder üppig – die Erscheinungsformen sind vielfältig und individuell. Unsere Haarstruktur ist genetisch festgelegt. Ob wir eine tolle Farbe, gesunde Fülle, glattes Haar oder eine Lockenpracht haben, bestimmen also unsere Gene. Trotzdem hat auch das Alter maßgeblichen Einfluss auf unsere Haarqualität. Unsere Haare verändern sich im Laufe des Lebens genau wie der Rest des Körpers, obgleich die Grundstruktur gleich bleibt. Dank neuester Forschungsergebnisse haben wir aber die Möglichkeit, durch das Altern veränderte Genbefehle (Genexpressionen) zu relativieren, also die Zeit sozusagen zurückzudrehen. Neben bester Pflege unserer Haare lässt uns dieser wissenschaftliche Durchbruch für die Zukunft hoffen. Ein Eigenleben haben Haare aber auf jeden Fall. Da reicht manchmal ein Regenguss, eine durchfeierte Nacht oder das falsche Pflegeprodukt, und nichts ist mehr, wie es war. Haarthemen, mit denen wir tagtäglich konfrontiert werden, sind mannigfaltig und sollten immer zu ihrem Ursprung zurückverfolgt werden.

## Aufbau der Haare

Unsere Haare bestehen aus einem unsichtbaren und einem sichtbaren Teil. In der Kopfhaut befindet sich die Haarzwiebel, aus der heraus die Haarwurzel wächst. Auf diese wirken ganz kleine Muskeln und Nerven sowie eine Talgdrüse ein. Sichtbar ist nur der aus totem, differenziertem Gewebe bestehende Haarschaft, der durch ständiges Nachwachsen immer länger wird.

**Die grundlegende Haarrezeptur, die selbstverständlich an sich viel komplizierter ist, lautet wie folgt:**

Haare bestehen in der Regel zu 90 % aus Keratinen (Eiweißen), die ihnen Elastizität und Struktur verleihen. Dann kommt noch ein Anteil von 5 bis 10 % Wasser hinzu (der bei hoher Luftfeuchtigkeit auch größer ausfallen kann). Der Rest setzt sich aus Farbpigmenten, Silizium (Kieselerde) und Lipiden (Fetten) zusammen. Wie jedes Eiweiß besteht auch Keratin aus Aminosäuren. Fünf wasserunlösliche Aminosäuren werden als Bausteine für das Keratin in der Haarzwiebel zusammengefügt. Keratin, als Fadenstruktur geordnet, wird sofort als Doppelstrang geflochten, und dessen Abschnitte werden von Schwefelbrücken aus einer sechsten Aminosäure zusammengehalten. So entsteht die wasserunlösliche, farblose Faserstruktur, die ca. 70 % eines Haares ausmacht. Ganz außen liegt die Schuppenschicht, die, unter dem Mikroskop betrachtet, der Form eines Tannenzapfens ähnelt. Obgleich sie aus 6 bis 10 Lagen ineinandergreifender, abgestorbener Schuppen besteht, ist sie sehr dünn. Bei gesundem Haar liegt die Schuppenschicht flach an und ergibt so eine glatte, durchscheinende Oberfläche. Das Licht wird optimal reflektiert – und unsere Haare strahlen in gesundem Glanz.

Aus einer weiteren Aminosäure wird dann noch der Farbstoff, das Melanin, bereitet und dem Haar zugefügt.

Erst wenn viele Aminosäuren miteinander verbunden sind, entsteht ein Eiweißmolekül. Das besondere an Aminosäuren ist, dass sie möglichst immer Ketten bilden. Diese Ketten können einige Dutzend bis einige 100 Aminosäuren enthalten, je nachdem, welches Protein es zu bilden gilt. Die wichtigste Aminosäure im Keratin ist Cystein, welches Schwefel enthält. Aminosäureketten, die eine schwefelhaltige Aminosäure enthalten, können nicht nur lange Ketten bilden, sondern auch dafür sorgen, dass sich mehrere Ketten untereinander vernetzen, also chemische Bindungen miteinander eingehen. Und genau dies passiert beim Keratin. Jedes Cystein-Molekül im Keratin sucht sich ein anderes Cystein-Molekül einer benachbarten Aminosäurekette und bildet so stabile Brücken. Somit bestehen unsere Haare aus Fibersträngen, die durch Schwefelbrücken zusammengehalten werden. Daher auch der schwefelartige Geruch, den Sie vielleicht vom Haaresengen kennen.

Die wichtigen Aminosäuren für gesundes Haar:
- Phenylalanin, Isoleucin, Valin, Methionin und Alanin sind für die Keratinfadenbildung notwendig.
- Tyrosin baut die Farbstoffe auf.
- Cystein dient als Grundbaustein für den Schwefelbrückenaufbau.

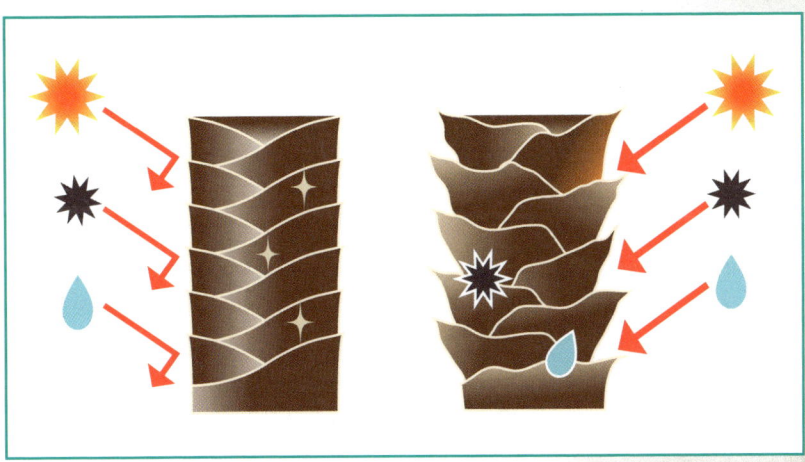

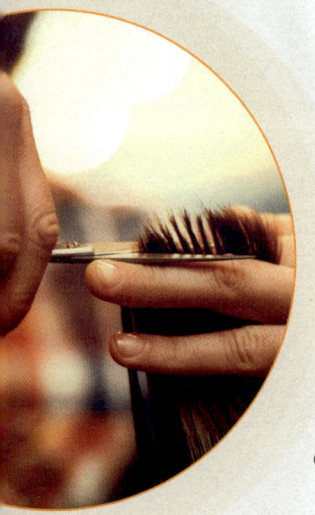

Die Haare, die Ihr Friseur vor 10 Jahren noch geschnitten hat, sind nicht mehr die Haare, die er heute schneidet! Die Dauer, in der eine Haarzwiebel ein Haar kontinuierlich nachwachsen lässt, liegt nur zwischen 2 und 6 Jahren. Das heißt aber nicht, dass danach kein neues Haar nachwachsen kann. Folgende drei Phasen wechseln sich in jedem Haarfollikel in rhythmischer Folge ab.

### Wachstums- oder Anagenphase

Die Wachstums- oder Anagenphase dauert zwischen 2 und 6 Jahre. Pro Monat wächst ein Haar in dieser Phase ca. 1 cm. Durchschnittlich befinden sich 80 bis 90 % aller Haare in dieser Phase.

### Übergangs- oder Katagenphase

Nachdem die Wachstumsphase abgeschlossen ist, folgt die Übergangs- oder Katagenphase, in der das Haar von der Haarwurzel abgetrennt und allmählich in Richtung Kopfhaut geschoben wird. Diese Phase dauert ca. 2 Wochen und betrifft etwa 1 % aller Kopfhaare.

### Ruhe- oder Telogenphase

10–18 % der Haare befinden sich in diesem Stadium, in der das Haar von der Wurzel und somit auch von der Nährstoffversorgung komplett abgetrennt ist. Nun kann es 2 bis 3 Monate dauern, bis das Haar ausfällt. Danach wandert der Haarfollikel, der das alte Haar nach oben zur Kopfhaut geschoben hat, wieder zurück in die tieferen Hautschichten. Der Stoffwechselprozess beginnt von Neuem, und die Haarzwiebel produziert wieder Zellen. Ein neues Haar wächst heran.

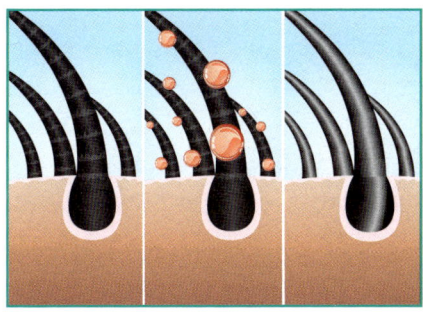

**Tipp:** Ist das Haar an sich das Thema, so gilt es, immer die Grundzutaten Keratin und Cystein zu beachten! Wachstumsförderung und Verdichtung sind ein späteres Thema.

 **Lösungen für Haarstrukturaufbau**

**Keratinaufbau (z. B. im wöchentlichen Wechsel mit der Schwefelbrückenreparatur):**

> Waschen Sie Ihre Haare z. B. mit Nr. 44*, einem ergiebigen Shampoo, das die optimale Balance zwischen Reinigung und Feuchtigkeit erzielt.

> Tragen Sie statt der gewohnten Spülung die Keratin aufbauende Kur Nr. 49* auf das handtuchtrockene Haar auf, und lassen Sie diese mindestens 20 Minuten lang einwirken. Spülen Sie danach das Haar gründlich aus, und stylen Sie es wie gewohnt. Wird die Kur wiederholt angewendet, bekommt das Haar spürbar mehr Volumen und Kraft. Sie können sie so oft auftragen, bis Sie mit dem Ergebnis zufrieden sind.

**Schwefelbrückenreparatur (z. B. im wöchentlichen Wechsel mit der Keratinaufbaukur):**

> Es genügt, wenn Sie diese Reparatur alle 14 bis 28 Tage durchführen. Mischen Sie Nr. 47* im Verhältnis 1:6 mit Wasser, und tragen Sie die Flüssigkeit auf das trockene Haar auf. Verwenden Sie dafür eine Auffangschüssel, sodass Sie die Flüssigkeit während der 5 Minuten Einwirkzeit immer wieder über das Haar gießen können. Massieren Sie

danach die Creme Nr. 48* in das Haar ein, und lassen Sie diese mindestens 20 Minuten einwirken. Nach dieser Anwendung fühlt sich das Haar wunderbar gepflegt an. Waschen Sie das Haar dann zwei Mal mit dem Shampoo Nr. 44*. Tragen Sie anschließend auf dem handtuchtrockenen Haar die Haarmaske Nr. 58* auf, und lassen Sie diese 20 Minuten einwirken. Diese Haarmaske dringt tief in das Haar ein und versorgt es mit wertvoller Feuchtigkeit, glättet und versiegelt die äußeren Haarschichten. Nach der Einwirkzeit spülen Sie die Haare gut aus, und stylen Sie sie wie gewohnt.

▷ Zwischen den aufwendigeren Kuren lohnt es sich, das gute Ergebnis zu erhalten, indem Sie je nach Bedarf eine kleine Menge Nr. 75* in das angefeuchtete, aber handtuchtrockene Haar einarbeiten. Gern 20 Minuten lang. Über Nacht einwirken lassen. Anschließend wie gewohnt waschen und eine Spülung, oder die Haarmaske Nr. 58* in die Haare einarbeiten. Beides nach der Einwirkzeit gründlich ausspülen.

**Tipp:** Beachten Sie auch alle Hinweise zur Versorgung einer gesunden Haarzwiebel und Kopfhaut (siehe S. 129).

Als Jugendliche in den 1960er- und 1970er-Jahren haben wir alle mit unseren Haaren experimentiert. Damals trugen sie die Jungs auch schon lang und offen! Spülungen und Haarkuren mussten erst entwickelt werden. Zuvor wurde mit teurem Eigelb gewaschen und mit verdünntem Essig nachgespült, und Bier fungierte als Festiger. Ging auch, irgendwie …

## Haarfarbe – die Mischung macht's

Für die individuelle Farbe des Haares sind ebenfalls Aminosäuren zuständig. Cystein und Tyrosin werden dank bestimmter Enzyme in wasserunlösliche, farbige Pigmente umgewandelt. Diese farbigen Pigmente, die Melanine, werden in den sogenannten Melanozyten lokal gebildet. Da diese neben den für das Haarwachstum verantwortlichen Keratinzellen liegen, können die Farbpigmente über winzige Kanäle in den werdenden Haarschaft abgegeben werden. Die Faustregel besagt: Je dunkler das Haar, desto höher der Melaningehalt. Doch es ist nicht die Menge an Melanin allein, die unsere Haarfarbe bestimmt, denn unsere Gene entscheiden, welches Melanin produziert wird. Es gibt zwei Melanintypen: Eumelanin und Phäomelanin. Blondes Haar enthält wenig Eumelanin und viel Phäomelanin. Dunkles Haar enthält viel Eumelanin und wenig Phäomelanin. Rotes Haar hat ebenfalls wenig Eumelanin und sehr viel Phäomelanin. Alle dazwischenliegenden Haarschattierungen entstehen aus unterschiedlichen Mischungsverhältnissen der beiden Melanintypen. Bei grauem Haar wird das Melanin durch winzige Luftbläschen ersetzt, die das Auge als Weiß wahrnimmt.

Eigentlich gibt es keine grauen Haare, denn sie sind eine optische Täuschung! Es ist die Mischung aus weißen und pigmentierten Haaren auf dem Schopf, die den Eindruck von Grau vermittelt. Ein echtes »graues« Haar besteht aus einer Mischung aus Farbpigmenten und Luftbläschen. Weißen Haaren fehlen die Farbpigmente komplett, anstatt dieser Pigmente werden winzige Luftbläschen im Haarschaft eingelagert.

IRF-4 heißt das Gen, das eines Tages bewirkt, dass die Melaninzellen ihre Arbeit einstellen. Ist dieses Gen aktiv, werden wir unweigerlich grau! Meist geschieht das in Schüben und nicht überall gleichzeitig, aber der Prozess ist noch nicht aufhaltbar. Diese Genexpressionen (Kommandos) hemmen ganz bestimmte Enzymaktivitäten, die wiederum für die intrazelluläre Aufspaltung des freien Radikals Wasserstoffperoxid zuständig ist. Im Körper junger Menschen wird dieses Bleichmittel schnell in die Bestandteile Wasserstoff und Sauerstoff aufgespalten. Genau diese Funktion geht aber mit zunehmendem Alter verloren. Als Folge dessen greift das Wasserstoffperoxid das Enzym Tyrosinase an, das für die Bildung des Haarpigments Melanin erforderlich ist. Eine wichtige Rolle in Bezug auf diese Enzymreaktionen spielt deren irreversible Schädigung durch giftige Schwermetalle, z. B. Quecksilber, Blei und Aluminium. Diese Schwermetalle begegnen uns zuhauf als Umweltgifte oder Impfbeimischungen.

Es ist bestimmt nur noch eine Frage der Zeit, bis die Wissenschaft die Aktivität des IRF-4-Gens stoppen kann. Bis dahin dürfen wir uns vertrauensvoll in die Hände unserer Friseure begeben, die uns temporär mit wunderschönen Haarfarben versorgen können.

Meine indische Freundin Nalini gab mir den Tipp, Hennapulver mit selbst gemachtem Joghurt statt mit Wasser anzurühren. Das fühlte sich jedes Mal wie ein Kuhfladen auf dem Kopf an und roch auch irgendwie so. Das Resultat allerdings war fantastisch! Leider musste ich alternative Maßnahmen ergreifen, als die ersten grauen Haare auftraten. Diese deckte das gute alte Henna nicht mehr ab …

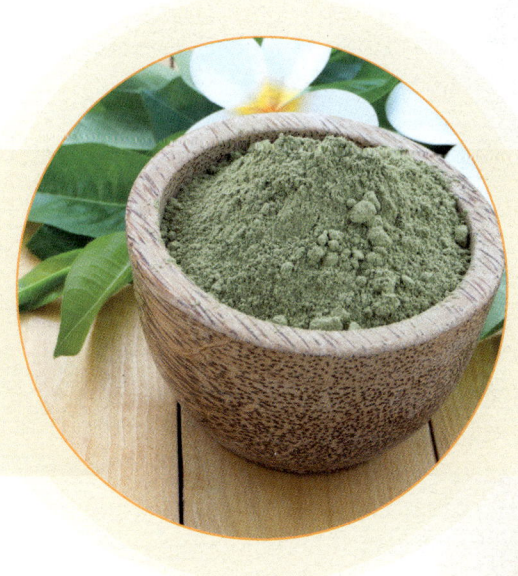

## Die Kopfhaut als besondere Haarproduktionsstätte

Spricht man von der Kopfhaut, ist damit in erster Linie der behaarte Teil gemeint. Sie dient vornehmlich dem Schädelschutz sowie als Haarproduktionsstätte. Ein weiterer wichtiger Bestandteil der Kopfhaut sind Talgdrüsen, deren Talg für Geschmeidigkeit und Glanz von Haut und Haaren sorgt.

Eine typische Eigenschaft der Kopfhaut ist, dass sich ihre obere Schicht ständig erneuert. So bilden sich in den tiefer gelegenen Hautschichten neue hornbildende Zellen. Dagegen stößt die Hautoberfläche abgestorbene Zellen in Form von Hornschuppen ab.

### Funktionen der Kopfhaut

Die Kopfhaut hat verschiedene wichtige Aufgaben. Sie bildet durch Verhornung der obersten Zellschicht sowie durch Abgabe von Talg eine lokale Schutzschicht. Haare sorgen weiterhin für mechanischen Schutz und dienen als Frühwarnsystem. Eine weitere Funktion ist die Unterstützung der Körpertemperaturregelung. Die Kopfhaut verfügt über die Eigenschaft, Blutgefäße sowohl verengen als auch erweitern zu können. Auch der Nährstoff- bzw. Schlackenabtransport ist an diese Fähigkeit gekoppelt. Die Kopfhaut dient zudem der Sinneswahrnehmung. Dank einem ausgeklügelten Nervengeflecht kann schon die feinste Luftbewegung registriert werden. Kleinste Muskeln an jedem einzelnen Haar sorgen dafür, dass uns die Haare auch schon mal zu Berge stehen können.

Man unterscheidet vier Kopfhauttypen, abhängig vom Zustand der Kopfhaut:

- **Normale Kopfhaut:** normale Talgproduktion, geschmeidiges, nicht fettendes Haar, Flüssigkeits- und Fetthaushalt im Gleichgewicht
- **Trockene Kopfhaut:** Talgproduktion zu gering, Fett und Feuchtigkeit fehlen
- **Fettige Kopfhaut:** übermäßige Talgproduktion, fettiges und strähniges Haar
- **Schuppige Kopfhaut:** Schuppen, trockene oder fettige Kopfhaut

## Kopfhauterkrankungen

Die Kopfhaut leidet häufig unter zu ausgiebiger UV-Bestrahlung, mangelnder Hygiene, hormonellen Umstellphasen und falschen Pflegeprodukten. So können z. B. Haaröle zu einer Verklebung der angesammelten abgestorbenen Hornschüppchen führen, die dann wiederum Parasiten und Pilzen als optimale Brutstätten dienen. All dies kann auch zu einer verringerten Produktion von gesundem Haar führen.

## Juckende Kopfhaut

Juckende Kopfhaut kann auf eine Vielzahl von Problemen hinweisen, vom falschen Shampoo, das z. B. die Kopfhaut austrocknet, über Schuppen, Follikulitis (Haarbalgentzündung), Ekzeme, Kopfläuse bis hin zur Allergie sind verschiedene Ursachen möglich. Gelegentliches Kopfjucken kann man mit entsprechenden Pflegeprodukten behandeln. Chronische Verläufe oder akut und großflächig juckende Kopfhaut sollte man jedoch ernst nehmen und als deutlichen Hinweis des Körpers verstehen, dass etwas nicht stimmt.

Die Devise lautet hier: So wenig wie nötig Chemie. Verwenden Sie Produkte mit pflegenden und möglichst natürlichen Inhaltsstoffen und ohne billige Füllstoffe. Geben Sie Ihrer Kopfhaut und Ihrem Haar, was sie wirklich brauchen. Die meisten Shampoos entziehen dem Haar seine natürliche Feuchtigkeit, was es austrocknet und stumpf aussehen lässt. Andere beinhalten zu viel Feuchtigkeit, die z. B. sehr feines Haar beschwert. Wichtig ist, die richtige Balance zwischen Reinigung und Feuchtigkeit zu finden und dem Haar aufbauende Nährstoffe zuzuführen.

Wenn Sie Produkte mit chemischen Inhaltsstoffen verwenden, dann achten Sie darauf, ob Sodium Lauryl Sulfate (SLS) oder aber Ammonium Lauryl Sulfate (ALS) enthalten ist. Beide Stoffe haben den Zweck, die Oberflächenspannung des Wassers herabzusetzen. Sie trocknen aber die Kopfhaut aus. SLS hat allerdings den Vorteil, sich in warmem Wasser wesentlich besser zu lösen, weshalb einem Shampoo von dieser Chemikalie nur minimale Spuren beigesetzt werden müssen. Dementsprechend ist der Austrocknungseffekt der Kopfhaut so gut wie nicht vorhanden.

Auf keinen Fall sollten Sie Shampoos mit Silikonen verwenden. Diese bilden einen Film auf der Kopfhaut, durch den das Haar leichter kämmbar, glänzender und glatter werden soll, doch sie lassen sich (auch wenn es

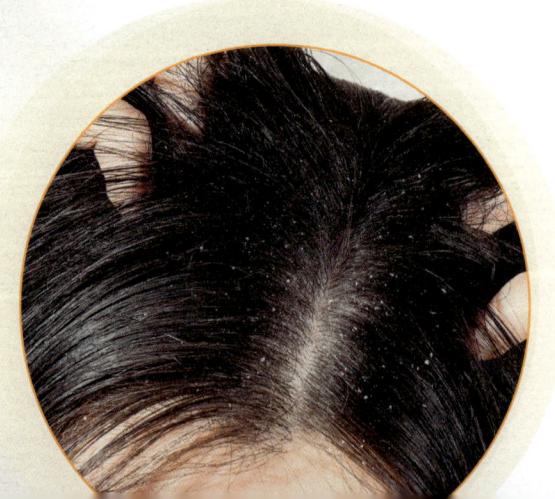

von manchen Herstellern gern behauptet wird) nicht auswaschen, da die Stoffgruppe der Silikone nicht wasserlöslich ist. So wird nicht nur unser Haar, sondern auch unsere Kopfhaut mit jeder Wäsche immer stärker versiegelt. Sie kann nicht mehr atmen und keine Schadstoffe mehr ausscheiden. Hautprobleme wie Unreinheiten, Pickel und im schlimmsten Fall lokale Neurodermitisschübe können die Folgen sein.

Mikroplastikstoffe, z. B. Acrylate Crosspolymer, sind eine Katastrophe für unsere Umwelt. Leider werden sie immer noch als Füllstoffe in Shampoos eingesetzt. Sie sind wasserunlöslich und so winzig, dass sie in Kläranlagen nicht herausgefiltert werden können. So gelangen sie in Flüsse und Meere.

Da sogar das Plankton in den Meeren diese Mikroplastikpartikel »frisst«, ist bereits die Grundlage der marinen Nahrungskette mit Plastik kontaminiert. Außerdem nehmen Fische, im und am Wasser lebende Säugetiere sowie Vögel das Mikroplastik auf. Letzten Endes landet es auf dem Teller des Menschen, der sich inmitten einer von ihm selbst verursachten Umweltkatastrophe wiederfindet.

**Tipp:** Bei Kopfhautthemen immer auf eine optimale Reinigung achten.

### LÖSUNGEN FÜR KOPFHAUTPROBLEME

Ganz wichtig sind hier Pflegeprodukte, die nur sinnvolle Zutaten beinhalten, also keine billigen Füllstoffe, Weichmacher, Silikone, Hormone, reinen Öle, austrocknenden Reinigungschemikalien etc.

▸ Bei der Haarwäsche ist die Balance zwischen Reinigung und Feuchtigkeitserhalt wichtig. Ein trockenes Haar wird brechen! Das Shampoo Nr. 44* hat sich für alle Kopfhauttypen bewährt. Weizenproteine nähren das Haar durch die schwefelhaltige Aminosäure Cystein, Baumwollblütenextrakte glätten die Cuticula und schützen somit die wichtigen Keratinstrukturen.

▷ Eine Spülung sollte pflegen, ohne zu beschweren! Die Spülung Nr. 45* enthält Wiesenschaumkraut, das Feuchtigkeit spendet und Volumen verleiht, Aminosäuren unterstützen den Strukturerhalt. Weiterhin erfährt die Cuticula eine gesunde Versiegelung.

▷ Das Shampoo Nr. 59* kann die Kopfhaut wunderbar entlasten, da der enthaltene Sheabuttersamenextrakt selbst hartnäckige Schmutzablagerungen, einschließlich Nikotin, Chlor und Umweltschadstoffe, bindet.

Den Tipp meiner lieben Freundin und Friseurmeisterin Brigitte, die durch Chlorwasser aus dem Swimmingpool grün gefärbten Haare meiner Tochter mit Tomatensaft zu normalisieren, habe ich sofort umgesetzt. Dafür habe ich rohe Tomaten püriert, auf das Haar aufgetragen und nach einer kurzen Zeit ausgewaschen. Das Farbresultat war perfekt, die Haare wurden wieder goldbraun … aber voller Tomatensamen! Mein Tipp daher: Streichen Sie das Tomatenpüree zuvor durch ein Sieb.

## Schuppen

Schuppen bestehen aus abgesondertem Talg, das heißt aus Haarfett, und sind im engeren Sinne keine Kopfhauterkrankung, sondern meist nur ein Symptom für eine solche. Fälschlicherweise denken viele Menschen, dass die Haut tatsächlich trocken sei, und schränken das Haarewaschen ein. Doch so beginnt ein Teufelskreis, denn durch die zunehmende Ablagerung von Fett auf der Kopfhaut vermehren sich die Fettschuppen. Es juckt und rieselt. Der häufigste Grund für solch eine Überproduktion ist die Verwendung falscher Haarpflegemittel, die austrocknen und verkleben.

Pilze und Bakterien können ebenfalls die Hautschuppung bedingen. Sie gehören zu einem gesunden Hautmilieu dazu, können aber bei übermäßigem Wachstum oder Überwucherung durch schädliche Keime zu Schuppen führen. Bei Männern kann sich der Kopfhautpilz durchaus auch im Bartbereich ansiedeln. Interessant ist, dass dieser Pilz selbst durch Kopfstützenpolster in Autos, Bussen und Straßenbahnen oder durch Kuscheltiere übertragen werden kann, sofern diese mit dem besagten Erreger besetzt sind.

Die Schuppenflechte (Psoriasis vulgaris) lässt nicht nur die Haut am Körper, sondern auch die am Kopf großflächig schuppen. Diese Schuppen haben eine eher silbrige Farbe und bestehen aus abgestoßenen Hautkeratinschichten.

Parasiten wie Läuse und Flöhe können ebenfalls zu starkem Juckreiz und über das Kratzen zu Schuppen führen.

**Tipp:** Tägliches Haarewaschen mit den richtigen Pflegeprodukten beruhigt die Kopfhaut und übermäßige Schuppenbildung. Mit herkömmlichen Shampoos verstärken Sie das Problem.

▷ Die beruhigende Wirkung von Salbei, Nessel und Clematisblättern und die sanft reinigende und pflegende Wirkung der polynesischen Ava-Puhi-Moni-Blume bilden die Grundlage der Rezeptur des Shampoos Nr. 31*. Arbeiten Sie das Shampoo täglich in das nasse Haar ein. Spülen Sie es nach 1 bis 2 Minuten Einwirkzeit aus. Wiederholen Sie den Vorgang. Gut auswaschen!

▷ Bei langen Haaren können Sie anschließend die Pflegespülung Nr. 32* einarbeiten, diese kurz einwirken lassen und dann wiederum gut ausspülen. Diese Spülung ist für jeden Haartyp geeignet. Dank des reichlich enthaltenen Ava-Puhi-Moni-Extrakts verleiht sie dem Haar Volumen und Glanz, pflegt es, macht es geschmeidig und sorgt somit für leichte Kämmbarkeit.

▷ Sollte Ihre Kopfhaut sehr viele Schuppen produzieren, besteht die Möglichkeit, gründliche Peelings durchzuführen, um die Schuppen erst einmal zu entfernen. Das sollte schonend und ohne die Kopfhaut zu verletzen erfolgen, da sonst Entzündungen entstehen. Das Peeling Nr. 28* können Sie jederzeit ohne Bedenken auf der handtuchtrockenen Kopfhaut anwenden. Die gemahlenen Walnussschalen werden Ihre Kopfhaut nicht verletzten, aber zuverlässig Schuppen abheben. Nach dem Peeling waschen Sie Ihre Haare mit dem extra für Schuppenkopfhaut konzipierten Shampoo Nr. 31*.

▷ Ist Ihre Kopfhaut durch die Schuppenbildung sehr mitgenommen, dünn oder leicht verletzlich, lohnt sich die Anschaffung des Heimgerätes Nr. 55*. Die heilende Wirkung des Leichtstroms sowie die Möglichkeit, die Kopfhaut in der Tiefe zu reinigen und zu beleben, ist konkurrenzlos.

▷ Sprühen Sie das gewaschene Haar und die Kopfhaut vor der Anwendung des Geräts mit dem Hyaluronspray Nr. 40* ein. Drehen Sie die Kappe eines Fläschchens Nr. 42*, bis ein deutlicher Klick zu hören ist. Ein Pulver fällt in die Aktivierungsflüssigkeit. Schütteln Sie das Fläschchen sofort kräftig. Nun setzen Sie den mitgelieferten Applikator auf und verteilen die Flüssigkeit auf der gesamten Kopfhaut. Bestücken Sie nun Ihr Heimgerät mit dem Haaraufsatz oder bei wenig Haar mit dem Wellenaufsatz. Halten Sie das Gerät an die Kopfhaut, schalten Sie es auf Stufe 5 ein, und kämmen Sie immer mit Kopfhautkontakt durch Ihr Haar. Anschließend lufttrocknen bzw. föhnen Sie Ihr Haar wie gewohnt. Durch das Gerät werden die heilenden und reinigenden Inhaltsstoffe tief in Ihre Kopfhaut eingearbeitet. Diese kann sich wieder regenerieren und normalisieren. Wiederholen Sie diesen Vorgang mindestens 12 Mal innerhalb von 6 Wochen. Auch längere Anwendungen sind möglich.

Mein lieber Freund Joachim flüsterte mir zu, er nutze immer ein Basenpulver zum Peelen. Ein Peeling darf jedoch auf keinen Fall den für die Haut so wichtigen Säureschutzmantel zerstören und die Haut durch scharfe Kanten und Zacken verletzen. Mein liebstes Körperpeeling Nr. 28* enthält gemahlene Walnussschalen und Aloe vera, um die Feuchtigkeit der Haut zu bewahren. Der pH-Wert der Haut bleibt unverändert, daher gibt es nach dem Peeling kein Spannungsgefühl. Es wirkt so schonend, dass es auch auf der Kopfhaut und im Bartbereich angewendet werden kann.

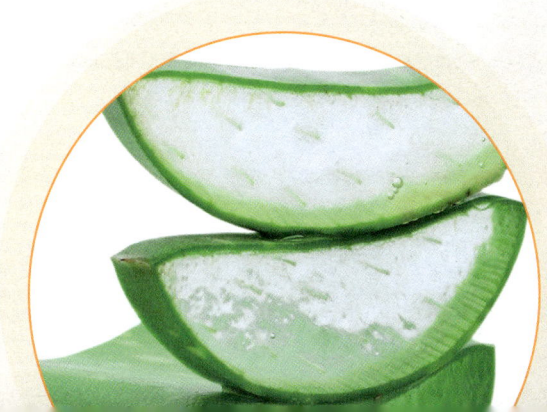

## Ekzeme

Ekzeme auf der Kopfhaut werden vor allem durch die vermehrte Schuppenbildung deutlich. Unter dem Begriff »Ekzem« (Dermatitis) werden diverse Hauterkrankungen zusammengefasst, die vor allem durch Juckreiz geprägt sind und verschiedene Ursachen haben. Hautekzeme sind durch eine typische Abfolge bestimmter Hautreaktionen charakterisiert, darunter Hautrötung, Bläschenbildung, Nässen, Krustenbildung und die anschließende Schuppung der Haut. Sollten diese eher gelblichen Schuppen an der Kopfhaut anhaften, bilden sie einen idealen Nährboden für Pilze und Hefen. Dieser Zustand wird oftmals von einem unangenehmen Geruch begleitet.

**Tipp:** Die Bildung eines Kopfhautekzems ist stets ein Hinweis auf eine deutliche Stoffwechselentgleisung. Diese sollte daher ebenfalls therapiert werden.

### LÖSUNGEN BEI KOPFHAUTEKZEMEN

> Waschen Sie Ihre Haare täglich mit Shampoo Nr. 31*. Lassen Sie das Shampoo beim zweiten Waschgang 1 bis 2 Minuten einwirken.

> Vermischen Sie in einer Sprühflasche zu gleichen Teilen das antibakteriell wirkende Gel Nr. 3*, das Hyaluronspray Nr. 40* und das Aloe-vera-Gel Nr. 18*. Sprühen Sie die Mischung täglich mehrmals auf die Kopfhaut. Der dadurch erzielte reinigende, beruhigende und heilende Effekt sollte zur raschen Besserung führen.

> Bei besonders hartnäckigen Fällen kann die Heilung durch das Heimgerät Nr. 55* wunderbar unterstützt werden. Sprühen Sie dazu etwas Hyaluronspray Nr. 40* auf die be-

troffenen Hautstellen, setzen Sie den Wellenaufsatz auf das Gerät, schalten Sie es auf Stufe 1 ein, und behandeln Sie die Stellen für jeweils 2 Minuten.

▷ Lassen Sie entweder labortechnisch das Mikronährstoffdefizit feststellen, und gleichen Sie dieses gezielt durch Nahrungsergänzungsmittel bzw. durch Ernährungsoptimierung aus, oder vertrauen Sie den Inhaltsstoffen von Nr. 60*. Die antioxidative, Zellstoffwechsel aufbauende und antientzündliche Wirkung dieser Kapseln ist messbar und nachweislich effektiv.

Patientin Aische kam zu mir in die Praxis und meinte, am besten verstecke man Kopfhautexeme unter einer Kappe! Eine solche erzeugt jedoch ein feuchtwarmes Milieu – ideale Bedingungen für Pilz- oder Bakterieninfektionen der Kopfhaut. Kappen sind lediglich als Sonnenschutz gedacht, Hüte für einen eleganten Auftritt!

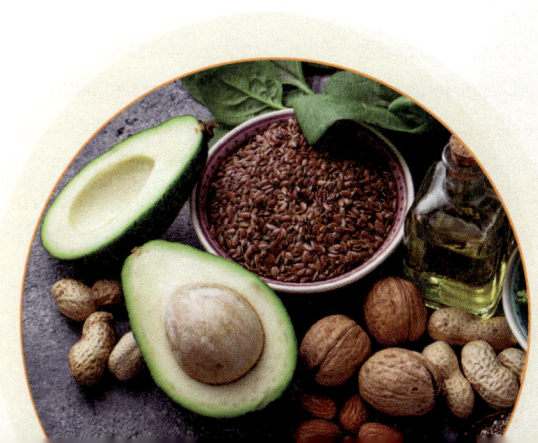

## Milchschorf bei Neugeborenen

Milchschorf sieht aus wie ein besonders schlimmer Fall von Kopfschuppen. Er taucht als rote Stelle auf der Kopfhaut von Neugeborenen auf, die mit fettigen, gelblichen, abblätternden Hautstücken bedeckt ist. Mit der Zeit werden diese Hautstücke zu Flocken und fallen – häufig zusammen mit ein bisschen Babyhaar – leicht ab. Diese Hautschuppen nie abknibbeln. Die Haut darunter ist so zart, dass Sie sie leicht verletzen könnten. Milchschorf wird wohl durch nach der Schwangerschaft zurückgebliebene Hormone hervorgerufen. Es ist daher natürlich, dass die Kopfhaut die überschüssige Talgproduktion nach einer Weile von selbst reguliert. Bis es aber so weit ist, kann man vorsichtig die Kopfhaut des Babys von dieser überschüssigen Schorfbildung befreien.

**Tipp:** Reinigungsprodukte dürfen Babys natürlichen Säureschutzmantel niemals zerstören.

### LÖSUNG ZUR BESEITIGUNG VON MILCHSCHORF

> Reiben Sie die Kopfhaut Ihres Babys großzügig mit Kokosöl ein. Lassen Sie das Öl eventuell etwas einwirken, tupfen Sie die Haare danach mit einem weichen Zellstoffpapier ab, und waschen Sie sie anschließend mit dem zarten Babyshampoo Nr. 34*. Achten Sie unbedingt darauf, den Milchschorf nicht abzurubbeln. Das könnte die zarte Kopfhaut beschädigen. Wiederholen Sie die Anwendung bei Bedarf an einem anderen Tag. Eltern aus Eingeborenenkulturen verwenden beim Waschen ihrer Babys seit Langem besondere Blüten und Pflanzen. Nr. 34* enthält Hibiskusblütenextrakt und weitere altbewährte pflanzliche Inhaltsstoffe, die in Kooperation mit führenden Ethnobotanikern optimal zusammengestellt wurden. Dieses sanfte und effektive Produkt bietet eine zeitgerechte Lösung für Babys Haut und Haar, brennt nicht in den Augen und hüllt Ihr Baby in einen wunderbaren tropischen Duft ein.

Meine wohlmeinende Freundin Jackie riet mir einst, die Kopfhaut meiner Tochter mit Vaseline einzureiben. Geholfen hat es, der Milchschorf war abgelöst. Ich habe aber mindestens 4 Tage gebraucht, bis die Vaseline wieder aus den Haaren gewaschen war.

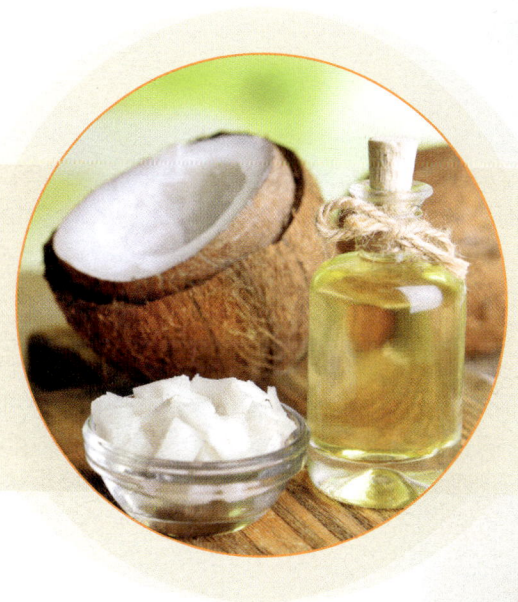

# Haarwurzel und Haarzwiebel

Die Hautschichten der Kopfschwarte bestehen aus:
- Epidermis (Oberhaut),
- Dermis (Lederhaut) sowie
- Subkutis (Unterhaut).

Tief in der Lederhautschicht ist die Haarzwiebel im Bindegewebe verankert. Die Haarzwiebel ist der »Reaktor« des Haares, denn hier, innerhalb der ihr eingebetteten Haarwurzel, werden ständig neue Zellen gebildet. Diese Zellen teilen sich sehr schnell und differenzieren sich zu toten Hornzellen, die dann durch den Wachstumsschub der sich ständig weiter teilenden Zellen in der Haarzwiebel nach oben wandern und so schlussendlich als Haare aus der Haut herauswachsen.

Die Haarzwiebel umfasst wie eine Klaue die sogenannte Haarpapille. In dieser versorgen winzige Blutgefäße die wachsenden Haarzellen mit Nährstoffen.

Die Haarwurzelscheide umgibt das sich noch in der Haut befindende, wachsende Haar. An ihr setzt ein Muskel an. Dieser sorgt z. B. dafür, dass unsere Haare hochstehen, wenn uns kalt ist, wir bekommen die typische Gänsehaut. Dieser Muskel wird von feinen Nervenfasern umsponnen, die jede noch so kleine Berührung des Haares registrieren und sofort an unser Gehirn weiterleitet. Eine Talgdrüse versorgt zudem jedes Haar mit Gleitmitteln, die es geschmeidig halten und die Kopfhaut fetten. Als Letztes wächst der Haarschaft nun sichtbar durch unsere Haut und ziert und schützt unseren Körper.

Haarwurzelscheide, Haarzwiebel und Papille sind im Gegensatz zum Haarschaft lebendes Gewebe. Die einzelnen Haare hingegen sind nur noch mit Farbpigmenten versorgte Hornschichten.

## Alles glatt oder Locken gefällig?

In unserer DNS ist festgelegt, ob wir Menschen üppige Naturlocken oder glatte Haare haben. Dies hängt zum einen von der Menge des Proteins Trichohyalin, das in der Haarzwiebel gebildet wird, ab. Je mehr von diesem Protein vorhanden ist, desto kräftiger und glatter sind unsere Haare. Weiterhin bestimmen unsere Gene, ob die Haarzwiebeln eher rund, oval oder elliptisch geformt sind. Als Faustregel gilt: Je runder die Zwiebel, desto glatter das Haar, je ovaler bis elliptischer, desto lockiger ist es. Auch unter dem Mikroskop wird dieser Zusammenhang klar: Ist das Haar im Querschnitt perfekt rund geformt, fällt es glatt, lockige Haare besitzen eine eher ovale Form.

Locken werden auf der Genebene meist dominant vererbt, d.h., diese Gene setzen sich gegenüber den Glatthaargenen fast immer durch. Sollten aber die Genexpressionen für Locken nur schwache Befehle aussenden, kann es passieren, dass durch große hormonelle Einflüsse das Lockengen erst mit der Pubertät oder durch eine Schwangerschaft richtig zu arbeiten beginnt. Dadurch können sich Locken ausprägen oder auch wieder verschwinden.

Auch die Muskelspannung ist ein wichtiger Faktor für die Haarform. Glattes Haar wächst in einer geraden Haarwurzelscheide durch unsere Hautschichten hindurch. Die Haarwurzel für gelocktes Haar hingegen hat eine gebogene Form, die einem Golfschläger ähnelt. Diese Form kann genetisch bedingt sein, aber auch durch eine Muskelkontraktion ausgelöst werden, denn jedes Haar besitzt einen eigenen winzigen Muskel, der für die Position des Haarwurzelschaftes verantwortlich ist.

Ebenfalls großen Einfluss auf unsere Haare haben zwei Bindungsmoleküle, die das Haarkeratin zusammenhalten. Wasser ist das Erste, denn das Haarkeratin hat eine besondere Affinität zu dem $H_2O$-Molekül. Wasser ist in der Lage, eine lockere Bindungsbrücke zwischen zwei Keratinsträngen innerhalb des Haars zu bilden. Daher nimmt unser Haar nach jedem Waschen auch eine völlig andere Form an, sofern es lufttrocknet. Durch Wärmebehandlungen wie Föhnen, Glätten etc. lösen sich diese Bindungen auf, und die Haare bekommen ein neues Styling. Das zweite Bindungsmolekül sind Disulfidbrücken. Zwei an unterschiedliche Keratinstränge gebundene Schwefelatome (siehe Cystein, S. 102) bilden eine Brücke. Diese Brücken geben den Keratinfäden einen flexiblen, aber stabilen Halt. Je mehr dieser Brücken vorhanden bzw. intakt sind, desto mehr Locken kann das Haar bilden.

Eine Krause ist übrigens keine Locke.
Einzelne Haare bestehen aus in sich gedrehten Alpha-Keratin-Doppelsträngen. Die Elastizität unserer Haare kommt dadurch zustande, dass sich die gewundenen Doppelstränge bei Zugbelastung aufwinden und bei Aufheben der Belastung wieder ihren Ausgangszustand annehmen. Das geschieht folgendermaßen: Wird das Haar feuchter Wärme ausgesetzt, z. B. beim Föhnen, gehen die Alpha-Keratine in eine sogenannte Beta-Faltblatt- oder Plissee-Struktur über, und das Haar lässt sich auf mehr als das Doppelte der ursprünglichen Länge dehnen. Dies ist der Grund, warum man ein Haar glatt und länger erscheinend föhnen kann.

# Haarprobleme als Frühwarnsystem für körperliche Veränderungen

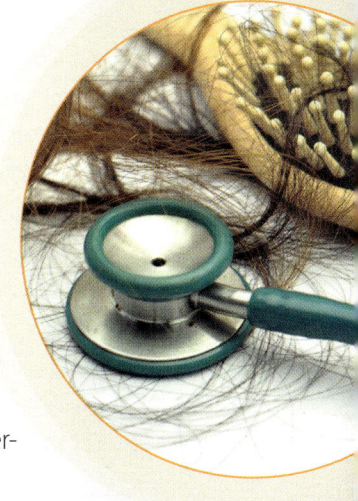

Die Gründe für Haarprobleme können mannigfaltig sein. Daher sind eine gründliche Anamnese sowie eine lösungsorientierte Untersuchung wichtig. Wie immer gilt: Wehret den Anfängen! Denn Zeit ist der Faktor, der bei Haarproblematiken nicht zu unterschätzen ist. Eine einmal abgestorbene Haarzwiebel wird nie wieder ein Haar wachsen lassen. Wenn sie allerdings nur »ruht«, sollte man sie wecken.

Generell sollte man nicht nur zwischen dem krankhaften – z. B. dem kreisrunden – und dem hormonellen Haarausfall unterscheiden. Weiterhin sind der sogenannte erblich bedingte, der stressbedingte und der diffuse Haarausfall zu berücksichtigen. Entscheidend ist der Mensch als Ganzes, denn Faktoren wie Stoffwechsel, Lebensumstände, Entgiftungskapazität, Gesundheitszustand und Stress bestimmen wesentlich, ob unser Haar gesund ist. Wie unterschiedlich die Ursachen für Haarausfall sein können, lesen Sie auf den folgenden Seiten.

Wie so oft sind die W-Fragen die wichtigste Diagnosehilfe: Wann hat er angefangen? Wie hat er sich geäußert? Was hat sich verändert? Usw. Um einen krankhaft erhöhten Haarausfall weiter zu diagnostizieren, greift man in ein Büschel Haare und zieht daran: der Epilationstest. Lassen sich auf diese Weise schmerzlos mehrere Haare an verschiedenen Stellen wiederholt herausziehen, deutet dies auf krankhaften Haarausfall hin.

Noch genauere Auskunft über die Art des Haarausfalls kann eine Haarwurzelanalyse (Trichogramm) geben. Vor der Untersuchung sollten die Haare sechs Tage lang nicht gewaschen werden. Anschließend wird im Vorder- und Hinterkopfbereich jeweils ein kleineres Haarbüschel epiliert. Unter dem Mikroskop werden die Haarmengenanteile in den verschiedenen Wachstumsphasen bestimmt. Diese Untersuchung kann Hinweise darauf geben, ob die Haarschädigung durch Medikamente, Vererbung oder durch Haarschaftanomalien hervorgerufen wurde.

Die Kopfhautbiopsie ist dann nötig, wenn mit anderen Untersuchungsmethoden nicht festzustellen ist, welche Haarerkrankung vorliegt. Das gilt insbesondere bei Verdacht auf eine vernarbende Alopezie (Totalausfall). Hier kann eine Flechtenerkrankung der Haarfollikel, eine Autoimmunerkrankung oder eine schwere Pilz-, Bakterien- und/oder Virusinfektion der Kopfhaut zugrunde liegen. Dabei wird unter örtlicher Betäubung durch einen Hautarzt ein kleines Stück (ca. 4 mm) der Kopfhaut entnommen. Bei der Untersuchung des Gewebes unter dem Mikroskop sieht der Arzt auf die Zahl und die Struktur der Haarfollikel. Weiterhin untersucht er auf entzündliche und andere Prozesse, die den Haarfollikel zerstören können.

## Akuter Haarausfall

Eine Überlebensstrategie des Körpers ist, in Notzeiten alle Vitalfunktionen zu zentralisieren, also Herz, Nieren, Leber und Lungen bevorzugt mit Blut und Nährstoffen zu versorgen. Die schnell wachsenden Haarzellen reagieren empfindlich und spontan auf solch eine Situation und stellen schnell ihr Wachstum ein. Das Resultat: Haarausfall – und das gern büschelweise. Ist der Normalzustand wieder hergestellt, wachsen die Haare wieder nach.

**Tipp:** Versorgen Sie Ihren Körper so gut wie möglich, geben Sie ihm und Ihrer Seele ein verlässliches Zuhause. So gut wie Sie selbst kann anderer für Sie sorgen!

 **LÖSUNGEN BEI AKUTEM HAARAUSFALL**

› Waschen Sie Ihr Haar z. B. mit Nr. 44*, einem wunderbaren, ergiebigen Shampoo ohne Silikone, das die optimale Balance zwischen Reinigung und Feuchtigkeitsversorgung bietet. Die Kopfhaut wird sich entspannen und erholen. Der pH-Wert wird sich auf jeden Fall normalisieren. Arbeiten Sie anschließend die federleichte Spülung Nr. 45* in das Haar ein, und kämmen Sie es, wenn Sie möchten, vorsichtig durch. Waschen Sie die Spülung anschließend gut aus. Sprühen Sie nun die Kopfhaut und das umliegende Haar mit Nr. 40* ein. Drehen Sie die Kappe eines Fläschchens Nr. 42*, bis ein deutlicher Klick zu hören ist. Ein Pulver fällt in die Aktivierungsflüssigkeit. Schütteln Sie das Fläschchen sofort kräftig. Nun setzen Sie den mitgelieferten Applikator auf und verteilen die Flüssigkeit auf der gesamten Kopfhaut. Bestücken Sie nun Ihr Heimgerät Nr. 55* mit dem Haaraufsatz. Halten Sie das Gerät an die Kopfhaut, schalten Sie es auf Stufe 5 ein, und kämmen Sie immer mit Kopfhautkontakt durch Ihr Haar. Anschließend lufttrocknen bzw. föhnen Sie Ihr Haar wie gewohnt.

› Führen Sie die oben genannte Anwendung drei Mal pro Woche über vier Wochen hinweg durch. Gleich nach der ersten Anwendung sollte der Haarausfall sich verringern oder sogar spontan gestoppt sein. Waschen Sie an den übrigen Tagen Ihr Haar je nach Bedarf, und verwenden Sie eventuell anschließend eine Spülung.

› Was immer der Grund für Ihren Haarausfall ist, Sie sollten immer auch Maßnahmen von innen treffen. Nr. 43* ist ein an Vitaminen, Mineralien und Nährstoffen reiches Elixier, das spezifisch für Haarausfall konzipiert wurde. Es enthält 10 000 µg reines Biotin, essenzielle MSM (Schwefel), Kollagenpeptide, Hyaluronsäure für Feuchtigkeit und Silica

(Kieselerde) aus Bambusextrakt, zudem Zink und Kupfer. Diese Zusammensetzung sorgt dafür, dass Haare voller und stärker nachwachsen. Eine Kapsel pro Tag genügt.

▸ Wenn Sie Raucher sind oder Anzeichen von Erschöpfung spüren, nehmen Sie zusätzlich morgens und abends die wirksame Kapselkombination des Powerpacks Nr. 60* ein. Sie fördert den Kräfteaufbau auf zellulärer Ebene, stützt das Hormonsystem und steigert die Entgiftungsleistung.

> Meine Freundin Petra und ich wohnen Tür an Tür. Im Flur fand ich Mengen ihres langen schwarzen Haares. Schnell kamen wir ins Gespräch. Der Stress im Job sei unerträglich, es sei »zum Haare raufen«. Schnelle Nachbarschaftshilfe war angesagt. Wegen des Jobs sprach sie mit ihrem Chef, hinsichtlich der Haare konnte ich ihr helfen. Jetzt ist wieder alles im Lot.

## Diffuser Haarausfall

Diffuser Haarausfall kann die verschiedensten Ursachen haben und ist streng genommen keine Krankheit. Er ist lediglich ein Symptom für andere gesundheitliche Probleme. Die Haare können einzeln oder auch büschelweise ausfallen.

Der generelle Verlust von Haaren ist eine vollkommen natürliche Angelegenheit. Haare durchlaufen mehrere Phasen, in denen sie erst wachsen, dann ruhen und schließlich ausfallen. Auf diese Weise wird wieder Platz für neue kräftige Haare geschaffen. Wenn täglich weniger als 100 Haare ausfallen, spricht man von natürlichem Haarausfall. Wenn diese Grenze allerdings überschritten wird, liegt der Verdacht nahe, dass der Haarausfall krankheitsbedingt ist.

**Tipp:** Um eine Haarzwiebel zu kräftigen, den Haarboden zu revitalisieren und zu reinigen, muss das entsprechende Präparat bis zur Wurzel gelangen! Oberflächlich agierende Haarwässer, egal, was die Werbung verspricht, tun dies nicht. Sie haben keine Transportwege und gelangen somit nicht an die Haarbildungsstätten.

## LÖSUNGEN BEI DIFFUSEM HAARAUSFALL

▷ Tun Sie sich mit Ihrer persönlichen, zu Hause durchgeführten Kur etwas Gutes! Sie brauchen dafür ein mit dem Haaraufsatz bestücktes Heimgerät Nr. 55*. Führen Sie die Behandlung zwei Mal pro Woche sechs Wochen lang durch. Auch längere Anwendungen sind problemlos möglich!

▷ Zur Vorbereitung führen Sie Ihrem Haar Mineralien auf Algenbasis zu. Diese sind im Shampoo Nr. 46* enthalten. Geben Sie eine kleine Menge dieses Konzentrats auf das handtuchtrockene Haar, und arbeiten Sie es sanft ein. Spulen Sie Ihr Haar anschließend gut mit warmem Wasser aus. Es wird beim Waschen kaum eine Schaumbildung geben. Anschließend kneten Sie Ihr Haar mit dem Handtuch trocken, NICHT rubbeln! Sprühen Sie Haar und Kopfhaut mit Nr. 40* ein. Drehen Sie die Kappe eines Fläschchens Nr. 42*, bis ein deutlicher Klick zu hören ist. Ein Pulver fällt in die Aktivierungsflüssigkeit. Schütteln Sie das Fläschchen sofort kräftig. Setzen Sie nun den mitgelieferten Applikatorkopf auf, und tragen Sie die Flüssigkeit in Reihen auf der gesamten Kopfhaut auf. Verteilen Sie sie anschließend einmal kurz mit den Fingerspitzen, indem Sie sie einmassieren. Bestücken Sie nun Ihr Heimgerät mit dem Haaraufsatz. Halten Sie das Gerät an die Kopfhaut, schalten Sie es auf Stufe 5 ein, und kämmen Sie immer mit Kopfhautkontakt durch Ihr Haar. Versuchen Sie, den Hautkontakt während der Arbeitszeit nicht durch ständiges Absetzen zu verlieren, da das Gerät zu Beginn der Anwendung Ihre momentane Hautspannung misst und dementsprechend agiert. Zu Beginn Ihrer

Eigenbehandlung ertönen zwischen ein und drei Pieptöne, je nach Hautspannung. Die weiteren regelmäßigen Töne signalisieren lediglich, dass das Gerät noch arbeitet. Die Behandlung ist nach 2 Minuten abgeschlossen. Sie können sie aber um weitere 2 Minuten verlängern, indem Sie Ihr Gerät nochmals aktivieren. Danach können Sie Ihre Haare wie gewohnt lufttrocknen oder föhnen und stylen. Nr. 42* wirkt wie ein Festiger, also nicht ausspülen.

▶ Verwenden Sie an den behandlungsfreien Tagen das ausbalancierende Shampoo Nr. 44* und die federleichte Spülung Nr. 45*.

▶ Sie können zusätzlich im wöchentlichen Wechsel einen Schwefelbrücken- bzw. einen Keratinaufbau durchführen (siehe S. 151). Klingt verwirrend? Ist aber ganz leicht. Alle drei Maßnahmen wirken einzeln wunderbar, aber führen Sie nicht mehr als eine Behandlung am selben Tag durch.

Meine lieben Freunde Alex und Matthias haben mir immer erzählt, dass ein schönes Gesicht ja auch viel Platz brauche. Das sollte eine Anspielung auf ihre wachsenden Geheimratsecken sein. Schließlich haben sie dann eines Tages »mutig« doch die Haaraufbaukur durchgeführt und schwören jetzt auf die Ergebnisse. »Nie wieder ohne Heimgerät«, bekunden sie. Tja, Männer lieben eben Technik!

## Haarausfall und andere Haarprobleme durch Mikronährstoffmangel

Eine Reihe von Nährstoffen sind für gesunde Haare unabdinglich. Ohne diese kann es dem Körper nicht gelingen, die Haare über viele Jahre hinweg wachsen und nachwachsen zu lassen. In Notzeiten wird der Körper die Nährstoffe immer eher den überlebenswichtigen Organfunktionen zur Verfügung stellen und somit aus der Haarversorgung abziehen. Oftmals lassen sich Haarprobleme durch eine gezielte Zufuhr von Nahrungsergänzungsmitteln beheben. Diese kann in den meisten Fällen oral erfolgen, in besonderen Fällen aber auch per Infusion durch einen Arzt.

Generell sind eine ganze Reihe von Mikro- und Makronährstoffen sowie Spurenelemente für das Haar – sein gutes Wachstum, seine lebendige Struktur und Langlebigkeit – zuständig. Allesamt tragen sie dazu bei, freie Radikale zu neutralisieren und oxidativen Stress in Kopfhaut und Haarzwiebel zu regulieren. Über die Regulierung des Eisen-Zink-Haushaltes hinaus gilt die Regel: Die Mischung macht's! Eine einseitige Zufuhr von hoch dosiertem Zink kann beispielsweise wiederum zu Haarausfall führen! Sinnvoll ist es daher, sich sehr nährstoffreich zu ernähren und die Darmtätigkeit zu unterstützen.

Da steht die Frage nach dem Essverhalten an erster Stelle. Klar ist, dass der Stoffwechsel aus nährstofffreiem Junkfood sowie künstlicher Brause keine brauchbaren Mikronährstoffe synthetisieren kann. Aber auch eine vegetarische oder vegane Ernährung kann zu einer ungenügenden Versorgung mit Aminosäuren, B-Vitaminen, Eisen, Zink etc. führen. Das passiert, wenn der Hunger mit Nahrungsmitteln, die schnell Energie liefern, gestillt wird, also Brot, Kuchen, Pasta etc. Stattdessen sollten Sie besser auf Hülsenfrüchte und viele marktfrische, bunte Nahrungsmittel zurück-greifen – ein robuster Darm, kann damit umgehen.

Bei Haarproblemen lohnt es sich, dass Sie im Labor den Status Ihrer ver-fügbaren Mikronährstoffe bestimmen lassen. Zu niedrige Werte weisen in der Regel auf ein Problem bei der Aufnahme dieser Nährstoffe hin. Bei diesem Thema spielen Verdauungsschwierigkeiten, z. B. Verstopfung, häufiger Durchfall oder ein Reizdarm, eine wichtige Rolle, denn im Darm werden aus Makronährstoffen Mikronährstoffe synthetisiert, z. B. die wertvollen Aminosäuren und die B-Vitamine, und über den Blutkreis-lauf im Körper verteilt. Eine Stuhluntersuchung kann wertvolle Hinweise auf mögliche Mängel liefern. Wichtig ist auch, eine mögliche Belastung durch giftige Schwermetalle feststellen zu lassen und gegebenenfalls entsprechende Maßnahmen zu ergreifen.

**Empfehlung:** Wertvolle Informationen und Hinweise rund um das The-ma Darm finden Sie in meinem Buch »Hausputz für den Körper«.

**Tipp:** In der heutigen Zeit ist es aufgrund von Luft- und Wasserver-schmutzung, einseitiger Düngung, industriell gefertigten Nahrungs-mitteln etc. fast nicht möglich, den Mikronährstoffbedarf über die her-kömmliche Nahrungsaufnahme zu decken. Daher ist eine qualitativ hochwertige Substitution wichtig.

> Das Elixier Nr. 43* ist reich an Vitaminen, Mineralien und Nährstoffen, die das Haar stärken. Es enthält 10 000 µg reines Biotin, essenzielle MSM (Schwefel), Kollagenpeptide, Hyaluronsäure für Feuchtigkeit und Silica (Kieselerde) aus Bambusextrakt, zudem Zink und Kupfer. Diese Zusammensetzung sorgt für ein optimales Ergebnis. Eine Kapsel pro Tag genügt.

Meine Freundin Karin erzählte mir, ihre Teenager-Tochter nerve total, obwohl sie früher immer so ein liebes Mädchen gewesen war. Als alleinerziehende Mutter mit Vollzeitjob würde ihr alles zu viel, und nun fielen ihr auch noch die langen Haare aus! Schneller Rat war angebracht, und heute sind ihre Haare wieder voll und lebendig. Mit ihrer Tochter läuft es auch wieder besser, sie hat inzwischen das Abi bestanden.

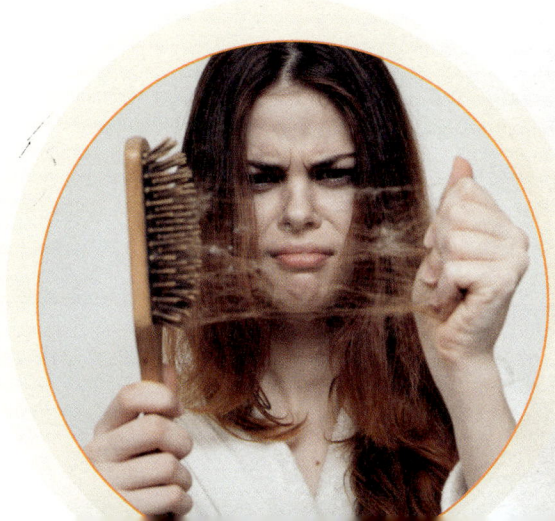

Haarausfall aufgrund von Eisenmangel

Eisen ist nicht direkt ein Haarmineral, da es aber indirekt für die Haarbildung benötigt wird, führt ein Eisenmangel meist auch zu Haarausfall oder einer zu kurzen Lebensdauer der Haare.

Haarfollikelzellen gehören zu den Zellen des Körpers, die sich am schnellsten vermehren, wodurch die Haare im Vergleich rasch wachsen können. Innerhalb der Haarzwiebel ist das Eisen für die lokale DNA-Synthese sowie die reibungslose Arbeit der Talgdrüsen zuständig, die für Haargeschmeidigkeit sorgen. Für die DNA-Synthese werden verschiedene Enzyme benötigt. Eines dieser Enzyme ist die Ribonucleotid-Reduktase, die für ihre Funktion Eisen benötigt.

Das Thema Eisen weist einen engen Zusammenhang mit der Stoffwechselstörung Hämopyrrollaktamurie (HPU) auf. Der menschliche Körper sollte ca. 5 g Eisen enthalten. Besteht aber eine Resorptionsstörung, kann er mit dem Eisen nichts anfangen und leidet folglich unter einem sogenannten Eisenmangel. Das nicht verwendete Eisen wird vom Körper wie Gift wahrgenommen. Üblicherweise wird aber auch in solch einem Fall Eisen in Form von Tabletten, Saft oder Infusion verabreicht. Es entsteht ein Teufelskreis.

HPU

Hämopyrrollaktamurie (HPU) ist eine der am häufigsten auftretenden Stoffwechselstörungen, aber auch eine der am meisten ignorierten Erkrankungen der hiesigen Schulmedizin.

> Die HPU habe ich in meiner Praxis häufig in Verbindung mit Eisenmangel, Hashimoto-Thyreoiditis, Glutenunverträglichkeit, unbegründeten Ängsten, weichem, nicht feistem Übergewicht und Haarausfall vorgefunden.

HPU führt zu Verlusten von aktivem Vitamin B6, Zink und teilweise auch Mangan. Des Weiteren stört es empfindlich den Eisenstoffwechsel. Somit liegen ihr gleich zwei der wichtigsten Probleme des Haarausfalls zugrunde: Eisen- und Zinkmangel. Die Therapie dieser weitverbreiteten, zum Teil angeborenen, zum Teil erworbenen Stoffwechselstörung führt zu verblüffender körperlicher Gesundung auf vielen Ebenen.

Das Wort »Hämopyrrollaktamurie« besagt, dass bei der Synthese (Zusammenfügung) des roten Blutfarbstoffs Hämoglobin etwas nicht regelgerecht abläuft. Dies zieht mehrere problematische Folgen nach sich:

- Es kommt zu einer Störung bei der Bildung von Häm, dem Zentrum des Hämoglobins. Häm ist u. a. für die Sauerstoffversorgung der Muskeln zuständig. Zudem spielt es eine zentrale Rolle im Energiestoffwechsel und wird für die Entgiftung benötigt.
- Durch einen Mangel an verantwortlichen Enzymen entsteht neben »richtigem« Häm auch eine gewisse Menge »falsches« Häm, das schädlich ist, wenn es sich im Körper ablagert. Der Körper bindet in seiner Not dieses »falsche« Häm an Vitamin B6 und Zink, teilweise auch an Mangan, um es so über den Urin ausscheiden zu können. Wichtige Vitalstoffe gehen somit verloren.
- Es kommt zu einer Mangelsituation, die auf der körperlichen und der seelisch-geistigen Ebene zu schweren Problemen führen kann. Die Fähigkeit zu entgiften ist wesentlich für die Gesundheit. Da durch die HPU wesentliche Faktoren für unsere tägliche Entgiftung fehlen, kann diese nicht ordnungsgemäß stattfinden. Diese Problematik kann Frauen, Männer sowie Kinder beiderlei Geschlechts betreffen.

Wir wissen heute, dass Belastungen durch Umweltgifte, z. B. Quecksilber, zu zahlreichen Symptomen, Erbgutveränderungen, Enzymdefekten und sogar zu einer Schädigung der Mitochondrien führen können. Mitochondrien sind die »Kraftwerke« unserer Zellen und haben die wichtige Aufgabe, Energie aus Nahrung bereitzustellen. Von HPU betroffene Menschen haben daher oft ein großes Defizit an Energie und sind häufig psychisch wenig belastbar.

Der Verlust an wichtigen Mikronährstoffen sowie die Entgiftungsstörung können nicht allein über die Nahrung ausgeglichen werden. Häufig bleibt das Problem unentdeckt, und die Mängel werden im Laufe der Jahre immer gravierender. Auf dieser Grundlage können zahlreiche weitere Beschwerden entstehen. Schwermetalle, z. B. als Beigaben in Impfstoffen, sind dafür bekannt, dass sie Gen- und Enzymdefekte verursachen. Sie können daher an der Entstehung von HPU beteiligt sein. Umgekehrt führt HPU durch eine Verminderung der körpereigenen Entgiftungsleistung zur Anhäufung von Schwermetallen und anderen toxischen Stoffen im Körper. So blockieren Schwermetalle und HPU gemeinsam die Entgiftungsprozesse des Körpers. In der Praxis ist es entscheidend, eine zuverlässige Diagnostik der HPU durchzuführen und diese mit den fehlenden Mikronährstoffen etc. zu therapieren. Die Gabe von Eisen ist bei HPU kontraindiziert, da das vorhandene Eisen schon nicht verarbeitet werden kann, zusätzliches Eisen würde somit nur zu giftigen Ablagerungen im Körper führen. Ein biologisch verfügbares Eisenpräparat, z. B. Bärlauch, der auf eisenhaltigem Boden gewachsen ist, kann hingegen während der HPU-Therapie kontrolliert verabreicht werden.

**Tipp:** Bei Verdacht auf eine mögliche HPU berate ich Sie gern. Meine Kontaktdaten finden Sie auf S. 158.

## Hormonelle Ursachen für Haarausfall

Hormonell bedingter Haarausfall ist ein kompliziertes Thema. Grundsätzlich zeichnet er sich durch Geheimratsecken, Tonsur oder beides kombiniert aus. Sowohl Männer als auch Frauen können davon betroffen sein. Bei Frauen führt er allerdings meist zu weniger und dünnerem Haar.

Die häufigste Ursache für einen hormonell bedingten Haarausfall ist, neben einer eventuellen Schilddrüsenproblematik, das Testosteron. Aber auch die Nebennierenhormone können eine Rolle spielen.

### Testosteron und Östrogen

Das in den Hoden des Mannes oder in den Eierstöcken der Frau produzierte hauptandrogene (männliche) Hormon ist das Testosteron. Dieses wird in allen Bereichen unseres Körpers aktiv, außer in unserer Haut, in den Muskeln und im Gehirn (ZNS). Für diese Bereiche ist das biologisch wirksame Dihydrotestosteron (DHT) zuständig, das in der Leber aus Testosteron mithilfe des Enzyms 5-alpha-Reduktase umgewandelt wird.

DHT ist ein sehr viel stärkeres Androgen als Testosteron, es bindet sich ungefähr drei- bis fünfmal stärker an den androgenen Rezeptor. Gewinnt also das DHT beim Andocken an die Haarzwiebelrezeptoren, hat das Testosteron keine Chance mehr.

Sind die Haarwurzeln anlagebedingt anfällig gegenüber diesem Hormon, verkürzen sich die Haarzyklen. Die Haare wachsen immer dünner nach, die Haarwurzeln schrumpfen. Irgendwann sterben die Haarzwiebeln ganz ab.

Die gesteigerte Empfindlichkeit gegen das DHT hängt mit der Menge an gebildeten Androgenrezeptoren auf der Oberfläche der Haarzwiebeln zusammen. Die Menge dieser Rezeptoren ist genetisch festgelegt, was die Erblichkeit dieser Form des Haarausfalls erklärt.

Doch nicht nur die männlichen Hormone beeinflussen das Haarwachstum. Auch Östrogene tun dies. Sie hingegen stimulieren die Haarwurzeln, regen also das Wachstum an. Östrogene verhelfen Haaren zu einer längeren Wachstumsphase. Während einer Schwangerschaft läuft die Östrogenproduktion im Körper der Frau auf Hochtouren. Bis zur Geburt wächst das Haar unter Einfluss des hohen Östrogenspiegels stärker und dichter. Mit der Geburt rutscht der Östrogenspiegel in den Keller, die Haare fallen dann rascher aus als sonst. Nach dieser Phase, die bis zu sechs Monate dauern kann, normalisiert sich der Haarwuchs zumeist wieder.

Frauen bekommen deshalb vor allem dann androgenetischen (die typisch männlichen Kopfareale betreffenden) Haarausfall, wenn Östrogen, der Gegenspieler des Testosterons, in zu geringer Menge vorhanden ist oder der Östrogenspiegel nach einer Entbindung, dem Absetzen der Pille oder in der Menopause stark abfällt. Deshalb haben ältere Frauen oft dünnere Haare als junge. Hat eine Frau dann auch noch die erbliche Veranlagung der Haarwurzelüberempfindlichkeit gegenüber männlichen Hormonen, ist der Haarausfall umso ausgeprägter.

Um diese Gegebenheiten zu testen, sind folgende Laborparameter abzuklären:

- Testosteron total – wird bei Hormonwertbestimmung im Blut gemessen
- Freies Testosteron (denn nur dieses ist aktiv) – wird bei Speichelhormontestung gemessen
- DHT (das auch als ein Anti-Östrogen wirkt!) – wird bei Hormonwertbestimmung im Blutserum gemessen
- Sexualhormonbindendes Globulin (SBHG) – wird bei Hormonwertbestimmung im Blutserum gemessen

Die Wechseljahre starten gewöhnlich ca. zwei Jahre, bevor die Frau eine Veränderung in ihrem Zyklus bemerkt. In dieser Zeit beginnt der weibliche Hormonspiegel, sich zugunsten des männlichen zu verschieben. Dank des leicht steigenden Testosteronspiegels beginnt die wundervolle Zeit der starken, stabilen und selbstbewussten Frau. Ein Wermutstropfen ist allerdings die Einbuße des vollen Haares. Genau wie beim Mann werden die Haare dünner und weniger, weil sich nun DHT bildet. Deswegen ist ein stabiler Zinkspiegel pre-, peri- und postmenopausal eminent wichtig, da dann Testosteron weniger leicht in DHT umgewandelt wird.

**Tipp:** Männer wie Frauen profitieren von diesen Lösungen.

### LÖSUNGEN BEI ANDROGENEM HAARAUSFALL

Die nachfolgenden Lösungen sind besonders in der Anfangsphase des androgenen Haarausfalls Erfolg versprechend. Sie benötigen hierfür das Heimgerät Nr. 55* mit dem Haaraufsatz oder bei schon sehr lichtem Haar dem Wellenaufsatz.

> Waschen Sie die Haare zwei Mal hintereinander mit Nr. 46*. Dieses Shampoo zielt auf die Mineralisierung des Haarschaftes hin. Es wird beim Waschen kaum eine Schaumbildung geben! Anschließend das Haar gut abtrocknen. Sprühen Sie das Haar und die Kopfhaut mit Nr. 40* ein. Drehen Sie die Kappe eines Fläschchens Nr. 42*, bis ein deutlicher Klick zu hören ist. Ein Pulver fällt in die Aktivierungsflüssigkeit. Schütteln Sie das Fläschchen sofort kräftig. Nun setzen Sie den mitgelieferten Applikator auf und verteilen die Flüssigkeit auf der gesamten Kopfhaut. Bestücken Sie nun Ihr Heimgerät mit dem Haaraufsatz. Halten Sie das Gerät an die Kopfhaut, schalten Sie es auf Stufe 5 ein, und kämmen Sie immer mit Kopfhautkontakt durch Ihr Haar. Sie können Ihr Haar

anschließend wie gewohnt lufttrocknen oder föhnen. Nr. 42* wirkt wie ein Festiger, also nicht ausspülen.

▸ An den behandlungsfreien Tagen benutzen Sie das Shampoo Nr. 44* und die passende Spülung Nr. 45*.

Mein lieber Freund Joachim mochte seine unfreiwillige Tonsur nicht, doch angesichts der Nebenwirkungen der üblichen verschreibungspflichtigen Haarwuchsmittel für Männer wurde ihm fast schwindelig. Gern probierte er die praktische Selbsthilfe aus, und es dauerte nicht lange, bis er auch seine Leidensgenossen davon überzeugt hatte.

Hormoneller Haarausfall und andere Haarprobleme
durch Schilddrüsenfehlfunktion

Äußere Anzeichen dafür, dass die
Schilddrüse nach Hilfe rufen könnte:

- Kinnhaare wachsen,
  Kopfhaare fallen aus
- Plisseefältchen über
  der Oberlippe
- trockene, brüchige Nägel
- Gewichtszunahme,
  Abnehmblockaden
- Müdigkeit
- Verstopfung

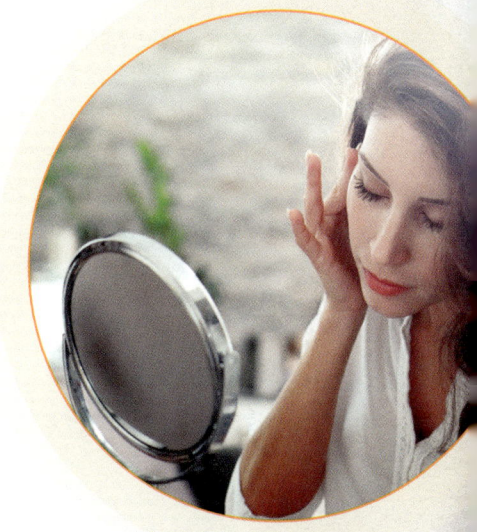

 **SOLLTEN SIE BEI GLANZLOSEM, BRÜCHIGEM, FAHLEM,
AUSFALLENDEM ODER KAUM WACHSENDEM HAAR IHRE
SCHILDDRÜSE IM VERDACHT HABEN, DANN SOLLTEN SIE ...**

▸ jeden Morgen vor dem Aufstehen oral Ihre Körpertemperatur messen. Diese sollte 37 °C erreichen. Liegt die Temperatur darunter, sollten Sie ...

▸ einen Heilpraktiker oder Arzt aufsuchen, der sich mit Schilddrüsenproblematiken gut auskennt und hoffentlich über den üblichen Tellerrand hinaus diagnostizieren und therapieren wird.

Die Hormone der Schilddrüse haben einen sehr großen Einfluss auf Zellen mit einem besonders schnellen Wachstum und damit auch auf unsere Haare! Zudem sind sie maßgeblich an der Regulierung unserer Körpertemperatur beteiligt – daher auch der einfache Test der Körpertemperatur. Bei Haarproblemen, egal, ob Sie bereits medikamentös substituieren oder Ihre Schilddrüse aus eigener Kraft produziert, sollten Sie jeden Morgen mit einer Körpertemperatur von 37 °C aufwachen. Liegen Sie unterhalb dieser Grenze, sollte eine gründliche Laboruntersuchung in die Wege geleitet werden.

Kurz gesagt, in der Schilddrüse wird das Hormon T4 (Thyroxin) hergestellt. Dieses wiederum wird in der Schilddrüse oder in der Leber in T3 (Triiodthyronin), die im Körper stoffwechselaktive Form, umgewandelt, für das die Zellen im Körper ihre Rezeptoren bereitstellen. Beide Formen werden wieder in der Leber abgebaut und über den Gallenfluss ausgeschieden.

 **PROBLEME ENTSTEHEN, WENN:**

▸ Die Körpertemperatur zu niedrig ist und die Enzyme, die T4 in T3 umwandeln, nicht richtig arbeiten können.

▸ T4 nicht in T3 umgewandelt wird, sondern in das stoffwechselinaktive, toxische rT3 (»reverse T3«). Im Rahmen einer normalen Laboruntersuchung wird rT3 jedoch als fT3 (»freies T3«) angezeigt. Erst durch eine besondere Laboruntersuchung kann die Menge an rT3 tatsächlich bestimmt werden.

▸ in der Substitution das T4 bevorzugt wird, aber durch eine Umwandlungsstörung kein stoffwechselaktives fT3 hergestellt werden kann. In solchen Fällen wäre die Verwendung eines sogenannten Slow-Release-T3s angezeigt, allerdings werden in Deutschland Schilddrüsenhormone in der Regel als Morgendosis verabreicht.

> ein Überschuss an Cortisol (ein Nebennierenrindenhormon) besteht. Cortisol behindert die Umwandlung von T4 in T3, sodass T4 vermehrt in rT3 statt in fT3 umgewandelt wird. Dem produzierten rT3 wiederum kommt eine dem Cortisol ähnliche Wirkung zu, wodurch sich die Umwandlung weiter verschlechtert. (Der Cortisolspiegel steigt im vorletzten Stadium des hormonellen Burn-outs. Erst wenn sowohl Adrenalin als auch Noradrenalin kaum noch produziert werden, steigt der Cortisolspiegel nochmals an. Wird dies übersehen oder ignoriert, geht der Körper in die völlige Erschöpfung über.)

> Selen, Jod, Zink, Eisen und Vitamin D nicht ausreichend zur Verfügung stehen oder in toxischen Mengen die Schilddrüse belasten.

> eine Schwermetallvergiftung durch Aluminium, Quecksilber, Blei, Arsen etc. die Enzymtätigkeiten so unterbindet, dass T4-fT4-T3-fT3-Umwandlungsprozesse nicht oder nur eingeschränkt stattfinden können. Auch das industrielle Abfallprodukt Fluor gilt als extrem reaktionsfreudiges Kumulationsgift. Es wurde schon oft mit Schilddrüsenproblematiken in Verbindung gebracht.

Diagnostik im Labor:

Zur Begutachtung der Schilddrüse sollten im Labor immer folgende Parameter gemessen werden: TSH (als Wert für die generelle Funktionstüchtigkeit der Schilddrüse), die beiden Schilddrüsenhormone fT4 und fT3, die Schilddrüsenantikörper TPO und TRAK, ferner Jod im Blutserum und Zink und Selen im Vollblut. Auch über den Urin ist eine differenzierte Diagnostik der Schilddrüse möglich.

**Tipp:** Lesen Sie ergänzend zum Kapitel »Schilddrüse« auch das Kapitel »HPU« (siehe S. 134).

### Kreisrunder oder totaler Haarausfall oder: Wie auch Stress zu Haarausfall führen kann

Nur ein geschwächter Körper erkrankt an kreisrundem Haarausfall (Alopecia), von dem nicht nur die Kopfhaut, sondern auch der Bartbereich betroffen sein kann. Was aber hat den Körper geschwächt?

Kreisrunder Haarausfall tritt auffallend oft nach außergewöhnlichen psychischen Belastungen auf. Schocksituationen und Trauer sind dabei die häufigsten Ursachen. Die unerwartete Beendigung einer Beziehung, der plötzliche Verlust des Arbeitsplatzes, der Verlust eines geliebten Menschen oder Tieres bringt Menschen manchmal emotional so aus dem Gleichgewicht, dass sich als äußeres Symptom ein kreisrunder Haarausfall entwickeln kann. Empfänglich für diese Art sind jedoch insbesondere solche Menschen, die für ihre persönliche Situation keine Lösung erkennen können, sich in große Schuldgefühle verstricken oder sich ihrem Schicksal ausgeliefert fühlen. Diese Menschen lassen dann (natürlich im übertragenen Sinne) Federn.

Offiziell gehört die Alopezie zu den Autoimmunerkrankungen. Das bedeutet, der Körper erkennt körpereigene Strukturen nicht mehr und versucht, das Unbekannte, Störende zu vernichten. Eigentlich löblich, ABER wenn wir merken, dass unsere Haare in einem bestimmten Areal ausfallen und erst einmal nicht mehr nachwachsen, ist das eine Katastrophe. Um die Frage nach dem Warum zu beantworten, muss man auf die Suche nach den Faktoren gehen, die den Körper so stressen, dass er deutlich sichtbare Zeichen setzt. Im Labor ist daher abzufragen, ob genug Mikro- und Makronährstoffe sowie ausreichend Vitamine, Mineralien und Antioxidantien vorhanden sind. Wie ist der Thiolpool (Schwefelentgiftungskapazität) aufgebaut? Kann der Körper genug Glutathion (Zellantioxidant) produzieren? Sind eventuell die Entzündungsmarker hoch? Wenn ja, warum?

Erst wenn etwaige Mängel ausgeglichen wurden, sollte man versuchen, dem Körper das zu nehmen, was ihn blockiert. Dies sind immer giftige, im Körper gespeicherte Schwermetalle wie Aluminium, Palladium, Quecksilber, Arsen, Blei etc. Von außen sollte ein eventueller lokaler Pilzbefall behandelt werden, und die Haarzwiebeln sollten so gereinigt und ernährt werden, dass das Haar wieder eine Chance hat, zu wachsen.

**Tipp:** Bei einer Alopezie muss der ganze Körper entgiftet, entschlackt, gereinigt, remineralisiert und generell entstresst werden. Dann können die Selbstheilungskräfte wieder die Kontrolle übernehmen.

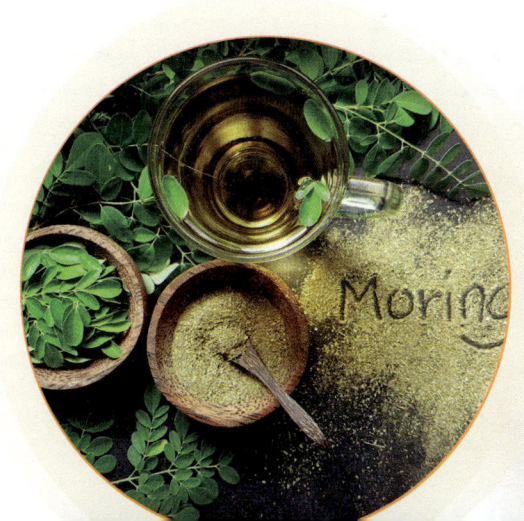

▷ Waschen Sie Ihre Haare (auch Barthaare) wie gewohnt mit Nr. 44\*. Bei gleichzeitigem Schuppenbefall verwenden Sie eher Schampoo Nr. 31\*. Wenden Sie bei Bedarf auch die Spülung Nr. 43\* an.

▷ Sprühen Sie die Kopfhaut und das umliegende Haar mit Nr. 40\* ein.

▷ Drehen Sie die Kappe eines Fläschchens Nr. 42\*, bis ein deutlicher Klick zu hören ist. Ein Pulver fällt in die Aktivierungsflüssigkeit. Schütteln Sie das Fläschchen sofort kräftig. Nun setzen Sie den mitgelieferten Applikator auf und verteilen die Flüssigkeit auf der gesamten Kopfhaut. Bestücken Sie nun Ihr Heimgerät Nr. 55\* mit dem Haaraufsatz. Halten Sie das Gerät an die Kopfhaut, schalten Sie es auf Stufe 5 ein, und kämmen Sie immer mit Kopfhautkontakt durch Ihr Haar.

▷ Nr. 43\* ist ein an Vitaminen, Mineralien und Nähstoffen reiches Elixier, das spezifisch für Haarausfall konzipiert wurde. Es enthält 10 000 µg reines Biotin, essenzielle MSM (Schwefel), Kollagenpeptide, Hyaluronsäure für Feuchtigkeit und Silica (Kieselerde) aus Bambusextrakt, zudem Zink und Kupfer. Diese Zusammensetzung sorgt dafür, dass Haare voller und stärker nachwachsen. Eine Kapsel pro Tag genügt.

▷ Wenn Sie Raucher sind oder Erschöpfungszeichen spüren, nehmen Sie zusätzlich morgens und abends die wirksame Kapselkombination des Powerpacks Nr. 60\* ein. Sie fördert den Kräfteaufbau auf zellulärer Ebene, stützt das Hormonsystem und steigert die Entgiftungsleistung.

Michael, ein junger Mann, kam mit zwei Bereichen von kreisrundem Haarausfall in seinem schwarzen Vollbart in meine Praxis. Er führte die zuvor beschriebenen Anwendungen 8 Wochen lang durch. Alle betroffenen Stellen wuchsen daraufhin wieder zu, allerdings zunächst mit weißem Haar. Das machte ihn für die Damenwelt noch attraktiver!

### Ein Wort zur Übersäuerung als sogenannte Allgemeinursache für den Haarausfall

Sätze wie »Wir sind alle übersäuert«, »Als Erstes muss man entsäuern«, »Ohne Entsäuerung wird gar nichts passieren« hat wohl jeder von uns schon einmal gehört. Auch bei der Recherche für dieses Buch ist das Schlagwort »Übersäuerung« immer wieder gefallen. Aber was hat es damit auf sich? Was bedeutet es eigentlich, wenn der pH-Stick im Urin »basisch« anzeigt? Haben dann unsere Nieren unsere wertvollen Basen ausgeschuttet?

Um unser Überleben zu sichern, hat der Körper immer einen Notfallplan in Reserve. In diesem Zusammenhang sind für jede Körperzelle u. a. die Nährstoffe Magnesium, Kalium, Kalzium und Zink eminent wichtig. Mangelt es einer Zelle zum Beispiel an wertvollen Kaliumionen $K^+$ (wirken basisch) werden als Ersatz Wasserstoffionen $H^+$ (wirken säuernd) eingeschleust. Somit wird zwar die Zellfunktion aufrechterhalten, das intrazelluläre Milieu kippt aber in Richtung »sauer«. Ein Kaliummangel fördert also eine Gewebsazidose, eine Gewebeübersäuerung. Da die Wasserstoffionen dem Blut entzogen werden, bekommt das Blut einen eher basischen Wert. Auch die Nieren haben keine Möglichkeit, die intrazellulär fixierten $H^+$ zu eliminieren, und somit wird unser Urin schlussendlich bei einem Test einen basischen pH-Wert anzeigen! Gleicht man aber diese Verschiebung mit einer Kalium-Anreicherung aus, so werden unsere Zellen die Wasserstoffionen gegen Kaliumionen austauschen. Der pH-Wert des Urins fällt dann als Ausdruck einer in Gang gekommenen Gewebsentsäuerung rapide in den sauren Bereich zurück.

Zur geregelten Säureausscheidung benötigen die Nieren das zinkhaltige Enzym Carboanhydrase. Insofern hat auch Zinkmangel etwas mit unserem Haarthema zu tun, aber nicht nur im herkömmlichen Sinn.

Das Entsäuern steht vorrangig für die Reinigung des zwischenzellulären Raums (Pischinger Raum).
Kein Nährstofftransport und keine Abfallentsorgung können gut in einem verschlackten zwischenzellulären Raum stattfinden.
Ist dieser Raum hingegen so sauber wie ein munter platschender Gebirgsbach, können alle Vorgänge reibungslos funktionieren.

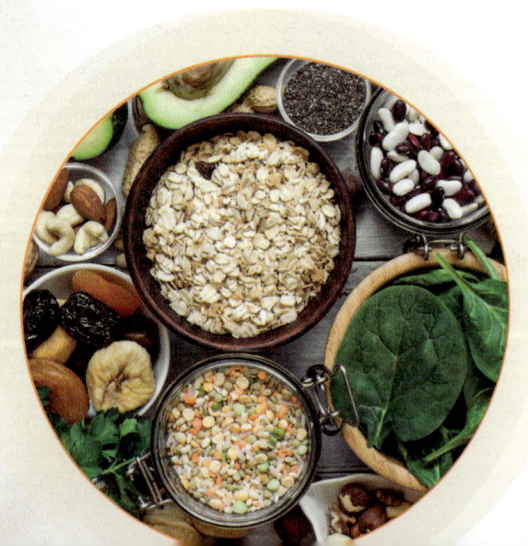

## Haarausfall nach Chemotherapie, medikamenteninduzierter Haarausfall

Chemotherapie ist die häufigste Ursache für den totalen Haarausfall. Viele der eingesetzten Medikamente, sogenannte Zytostatika, wirken besonders auf schnell wachsende und sich häufig teilende Zellen. Deshalb schädigen sie sowohl Haarwurzel- als auch Hautzellen. Erst Monate, nachdem der Körper die Zytostatika abgebaut hat, können die Haare wieder wachsen. Oftmals aber mit veränderter Struktur, Dichte und Farbe.

Auch Cholesterinsenker, Blutdrucksenker und Antidepressiva können einen erheblichen Einfluss auf unser Haarwachstum haben.

Erfahrungsgemäß wachsen die Haare nach einer gewissen Zeit nach Therapieende wieder nach, doch nicht unbedingt wieder so kräftig wie vorher.

**Tipp:** Mit den nachfolgenden Lösungen können Sie diesen Prozess beschleunigen und einen kräftigen Haarwuchs unterstützen.

### LÖSUNGEN BEI HAARAUSFALL DURCH CHEMOTHERAPIE UND MEDIKAMENTE

▸ Waschen Sie Ihre Haare wie gewohnt mit Nr. 44*. Bei Schuppenbefall waschen Sie die Haare eher mit dem Schampoo Nr. 31*. Bei Bedarf können Sie die Spülung Nr. 45* anwenden.

▸ Sprühen Sie Ihre Kopfhaut mit Nr. 40* ein.

▸ Drehen Sie die Kappe eines Fläschchens Nr. 42*, bis ein deutlicher Klick zu hören ist. Ein Pulver fällt in die Aktivierungsflüssigkeit. Schütteln Sie das Fläschchen sofort kräftig. Nun setzen Sie den mitgelieferten Applikator auf und verteilen die Flüssigkeit auf der gesamten Kopfhaut. Bestücken Sie nun Ihr Heimgerät Nr. 55* mit dem Haaraufsatz bzw. dem Wellenaufsatz, falls Ihre Haar noch sehr dünn ist. Halten Sie das Gerät an die Kopfhaut, schalten Sie Stufe 5 ein, und kämmen Sie immer mit Kopfhautkontakt durch Ihr Haar.

▸ Nr. 43* ist ein an Vitaminen, Mineralien und Nähstoffen reiches Elixier, das spezifisch für Haarausfall konzipiert wurde. Es enthält 10 000 µg reines Biotin, essenzielle MSM (Schwefel), Kollagenpeptide, Hyaluronsäure für Feuchtigkeit und Silica (Kieselerde) aus Bambusextrakt, zudem Zink und Kupfer. Diese Zusammensetzung sorgt dafür, dass Haare voller und stärker nachwachsen. Eine Kapsel pro Tag genügt.

▸ Wenn Sie Erschöpfungszeichen spüren, nehmen Sie zusätzlich morgens und abends die wirksame Kapselkombination des Powerpacks Nr. 60* ein. Sie fördert den Kräfteaufbau auf zellulärer Ebene, stützt das Hormonsystem und steigert die Entgiftungsleistung.

Auf diese geniale Unterstützung des Haarnachwuchses machte mich meine Freundin Brigitte, eine Friseurmeisterin, aufmerksam. Sie hat viel Erfahrung mit diesem Thema, und es hat sich natürlich herumgesprochen, dass in ihrem Salon in San Diego, USA, das Thema Haarausfall ernst genommen und eine Lösung dafür angeboten wird.

## Haarschaft

Nachdem wir zunächst die Kopfhaut, die Haarwurzel und Haarzwiebel näher betrachtet haben, soll es im Folgenden um den Haarschaft gehen, also den Teil des Haares, der die Hautoberfläche überragt. Durch die Kräftigung der Keratinstränge wird der Haarschaft aufgebaut, und die Reparatur der verbindenden Schwefelbrücken verleiht neuen Halt und Geschmeidigkeit.

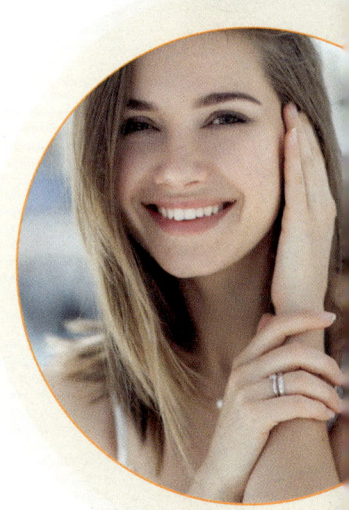

**Tipp:** Diese Reparaturmöglichkeiten verdanken wir neuesten Forschungsergebnissen. Herkömmliche Hausmittel können bei Weitem nicht die gleichen Resultate erzielen.

### LÖSUNG FÜR KERATINAUFBAU BEI DÜNNEM, CHEMISCH BEHANDELTEM ODER GESTRESSTEM HAAR

> Waschen Sie Ihr Haar wie gewohnt zweimal mit dem ausbalancierenden Shampoo Nr. 44*, und spülen Sie es gründlich aus. Verzichten Sie diesmal auf das Auftragen der üblichen Spülung. Kneten Sie Ihr Haar mit einem Frotteehandtuch trocken. Rubbeln Sie Ihr Haar nicht, denn das verzeihen die Haarspitzen nicht gern und reagieren stattdessen oft mit zusätzlichem Spliss. Arbeiten Sie in das handtuchtrockene Haar eine ausreichende Menge der Keratin aufbauenden Kur Nr. 49* ein, und kämmen Sie es gründlich. Setzen Sie bei Bedarf eine Duschhaube auf, damit bleiben die Kur und das Haar schön warm und feucht. 19 verschiedenen Aminosäuren sorgen dafür, dass bis zum Haarcortex alle Schichten gut aufgebaut und gekräftigt werden. Lassen Sie die Kur mindestens

5 Minuten im Haar, bevor Sie sie ausspülen. Sie können die Kur problemlos nach jeder Haarwäsche auftragen, bis Sie mit dem Resultat zufrieden sind.

## LÖSUNG FÜR SCHWEFELBRÜCKENREPARATUR

▷ Um dem Haar nicht nur Volumen, sondern auch Geschmeidigkeit zu verleihen sowie Locken und Wellen zu neuem Leben zu erwecken, mischen Sie die Flüssigkeit Nr. 47* im Verhältnis 1:6 mit Wasser. Diese Mischung verteilen Sie, am besten über einer Auffangschüssel, die im Waschbecken steht, gleichmäßig in Ihrem trockenen Haar. Kämmen Sie Ihr Haar durch, und verteilen Sie die aufgefangene Flüssigkeit erneut auf diesem. Die Einwirkzeit beträgt 5 Minuten. Verteilen Sie nun eine angemessene Menge Cremepaste Nr. 48* in Ihrem Haar (auf keinen Fall vorher Nr. 47* auswaschen!). Nun belassen Sie beide Produkte für 20 Minuten in Ihrem Haar, das Sie gern mit einer Dusch- kappe bedecken können – so bleibt es schön feucht und warm. Im Anschluss können Sie Ihre Haare wie gewohnt mit dem ausbalancierenden Shampoo Nr. 44* waschen. Danach geben Sie die Haarkur Nr. 58* auf Ihr Haar und kämmen es einmal gründlich durch. Keratin und intensive Feuchtigkeit werden die äußeren Schichten Ihres Haares nähren und versiegeln, sodass es in sich perfekt geschützt ist.

## Bart

Barthaar ist nicht gleich Kopfhaar, daher widme ich dem Bart hier ein gesondertes Kapitel. Der Bart hat beim modernen Menschen nur noch eine schmückende Funktion. Da Barthaare generell dicker und trockener sind als unser Kopfhaar und die Gesichtshaut weniger Fett als die Kopfhaut produziert, hat ein schöner und gepflegter Bart seine ganz eigenen Bedürfnisse.

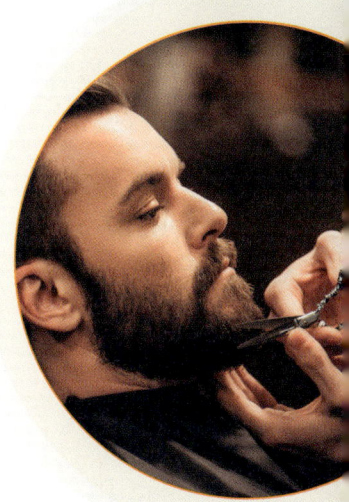

### Bartpflege

Egal, welche Form oder Länge ein Bart hat, er sollte täglich gereinigt bzw. shampooniert werden. Wer auf einen strubbeligen und juckenden Bart sowie auf sonstige unangenehme Nebenerscheinungen wie Pickel und Schuppen verzichten möchte, sollte großen Wert auf die Auswahl seiner Pflegeprodukte legen.

### LÖSUNGEN FÜR DIE BARTPFLEGE

▸ Das Shampoo sollte keinerlei austrocknende Wirkung aufweisen, sonst juckt der Bart und wirkt strohig. Ist der Bart hart und kratzt, sollte das Shampoo auf jeden Fall pH-neutral sein — verwenden Sie also keine Seife, in welcher Form auch immer — und möglichst viele natürliche, pflegende Inhaltsstoffe aufweisen. Auf keinen Fall sollte das für den Bart verwendete Shampoo Silikone, Sodium Laureth Sulfate, Weichmacher, Mikroplastik oder Alkohol enthalten.

> Bei Schuppenbildung im Bartareal ist ein pflegendes, Haut beruhigendes Schuppenshampoo, z. B. Nr. 31*, angebracht.

> Peeling ist auch hier das Zauberwort. Besonders der Dreitagebart sieht wesentlich gepflegter aus, wenn die Haut in diesem Bereich ca. zwei Mal pro Woche ein Peeling (z. B. mit Nr. 28*) bekommt. Dieses entfernt die Schicht abgestorbener Hautzellen, sodass die sichtbare Haut darunter frisch und gesund durchscheint. Bartpeelings sind besonders bei unreiner Haut, häufigem Rasurbrand oder bei Reizungen der Haut indiziert.

## Rasurbrand

Herkömmliche Rasurhilfen (Schaum oder Gel) haben eine adstringierende Wirkung, d. h., die Haut erfährt eine leichte Reizung, sodass die Haarmuskeln die Haare wie bei einer Gänsehaut aufstellen. Leider werden bei der folgenden Trocken- bzw. Nassrasur die »Hautberge« oftmals geköpft, sodass kleine Verletzungen mit anschließenden Entzündungen entstehen können. Dies wird als Rasurbrand bezeichnet.

**Tipp:** Die kultige grüne Gesichtsmaske aus natürlichem Gletscherschlamm klärt, verwöhnt und nährt auch die strapazierteste Männerhaut. Sie können Sie auch gern auf die Bartregion auftragen.

▷ Arbeiten Sie ein bis zwei Mal pro Woche vor der Rasur das revitalisierende Peeling Nr. 28* mit gemahlenen Walnussschalen leicht in die Barthaut ein, und spülen Sie es anschließend wieder ab. Dies wird abgestorbene Hautschüppchen entfernen und für eine geschmeidig glatte, erfrischte Pre-Rasur-Haut sorgen.

### Für die Nassrasur:

▷ 1. Die Vorbereitung für die Nassrasur sollte neben der Reinigung auch der Glättung der Haut dienen. Je glatter die Haut, desto weniger Schnittverletzungen! Daher ist es ratsam, das Gesicht täglich mit dem Waschblock Nr. 5* und Wasser zu reinigen. Durch die fein gemahlene Baumrinde und den natürlichen Gletscherschlamm erfährt das Gesicht eine milde, seifenfreie Reinigung und einen sanften Peeling-Effekt.
2. Nun verteilen Sie etwas Rasiercreme Nr. 50* auf der Haut. Von der konzentrierten Creme braucht man nur eine kleine Menge. Sie schäumt kaum, was ungewohnt sein kann, wenn man an herkömmliche Rasierschäume gewöhnt ist. Im Gegensatz zu anderen Rasurhilfen strafft die Rasiercreme Nr. 50* die Haut sanft, die Klinge gleitet perfekt über die Haut und entfernt die Barthaare, ohne dass die oben genannten »Haarberge« gekappt werden. Es entstehen keine Rötungen und Verletzungen. Daher eignet sie sich übrigens auch bestens für die Haarentfernung am Körper. Da diese Rasiercreme keine klebrigen Mineralöle beinhaltet, haften die abrasierten Bartstoppeln nicht an der Klinge, sondern lassen sich leicht abspülen.
3. Anstatt eines Aftershaves verwenden Sie das kühlende Gel Nr. 18*. Es enthält Aloe vera und Panthenol, die die Haut beruhigen und nähren, sowie Hyaluron, das für Feuchtigkeit sorgt. Diese fettfreie Mischung hinterlässt keine Spuren an Hemdkragen.
4. Bei normaler Haut kühlt und beruhigt der mit Antioxidantien angereicherte Aftershave-Balsam Nr. 61*.

**Für die Trockenrasur:**

‣ Gerade vor der Trockenrasur ist es ganz wichtig, die Haut zu glätten, um Schnittverletzungen – und seien sie noch so winzig – vorzubeugen. Reinigen Sie das Gesicht mit dem Waschblock Nr. 5* und Wasser. Die fein gemahlene Borke und der Gletscherschlamm werden neben einer milden Reinigung genau diesen Zweck erfüllen. Nachdem Sie die Rasur durchgeführt haben, gilt es, die Haut wieder zu beruhigen. Für sensible bzw. Rasurbrand gefährdete Haut ist das parfümfreie Gel Nr. 18* ideal nach der Rasur. Durch Aloe vera, Hyaluron und B-Vitamine hat es einen kühlenden und heilenden Effekt. Ansonsten lässt der ebenfalls kühlende Aftershave-Balsam Nr. 61* Ihre nachgewachsenen Gesichtshaare weicher, feiner und unauffälliger erscheinen. Es enthält einen exklusiven Extrakt aus grünem Tee, der als Antioxidans fungiert und hilft, die Haut tagsüber vor oxidativen Schädigungen durch freie Radikale zu schützen.

Emma und Amar leben in New York und arbeiten sehr erfolgreich in der Modebranche. Das bedeutet viel Stress und viel Fliegerei. Daher gehört für sie eine grüne Maske immer zum Sonntagsritual. Bartpflege inklusive!

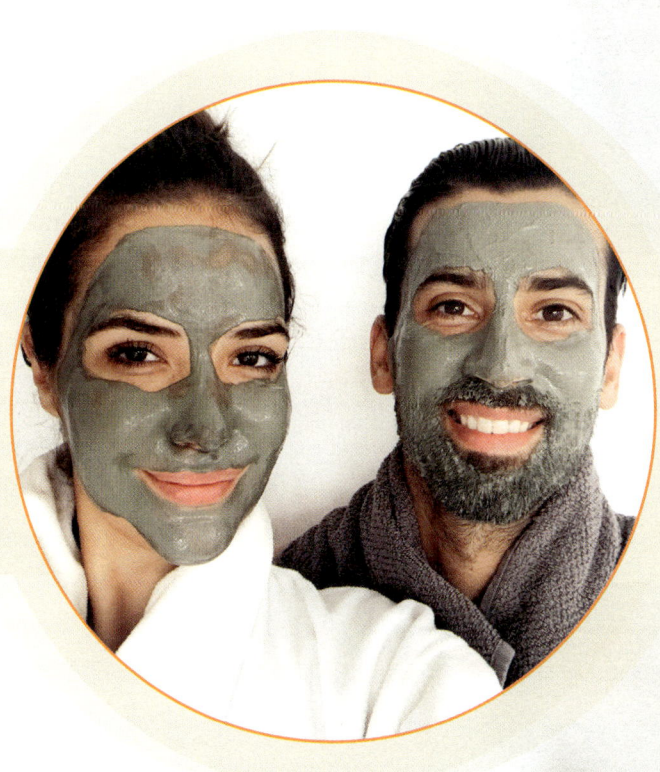

# Ausklang

## Danksagung

Ein riesengroßer Dank geht an meine lieben Freunde Anne und Helmuth Rüger, die mir mit Rat und Tat eine große Unterstützung waren. Einen ganz lieben Dank an meine Nichte Lena, die für die schönen Bilder mit grüner Maske plus Gurkenscheiben Model gestanden hat. Des Weiteren geht ein ebenso riesiger Dank an meine liebe Freundin Brigitte Schachtel aus San Diego, USA, für das lebensverändernde Geburtstagsgeschenk der blauen Perlkapseln.

## Über die Autorin

Brigitte Sanders ist Dipl. Physiotherapeutin und Heilpraktikerin, Autorin, Weltumseglerin und Mutter einer Tochter. Ihre Hauptthemen sind: Zellstoffwechsel, personalisiertes Anti-Aging und ein eigenverantwortliches Gesundheitsmanagement.

Homepage: www.brigittesanders.tv
E-Mail: as@brigittesanders.tv

## Bezugsquelle

Aus rechtlichen Gründen hat die Autorin weitestgehend auf Produktnamen verzichtet. Wenden Sie sich bei Rückfragen oder für weitere Informationen an:

**Erthal-Apotheke**
Erthalstraße 18
63739 Aschaffenburg
Telefon: 06021–26888
Fax: 06021–20382
Homepage: www.erthal-apotheke.de
E-Mail: info@erthal-apotheke.de

# Bildnachweis